シニアの脳トレーニング⑬

脳トレーニング研究会編

新装版 シニアの脳を鍛える 教養アップクイズ&生活力・記憶力向上遊び

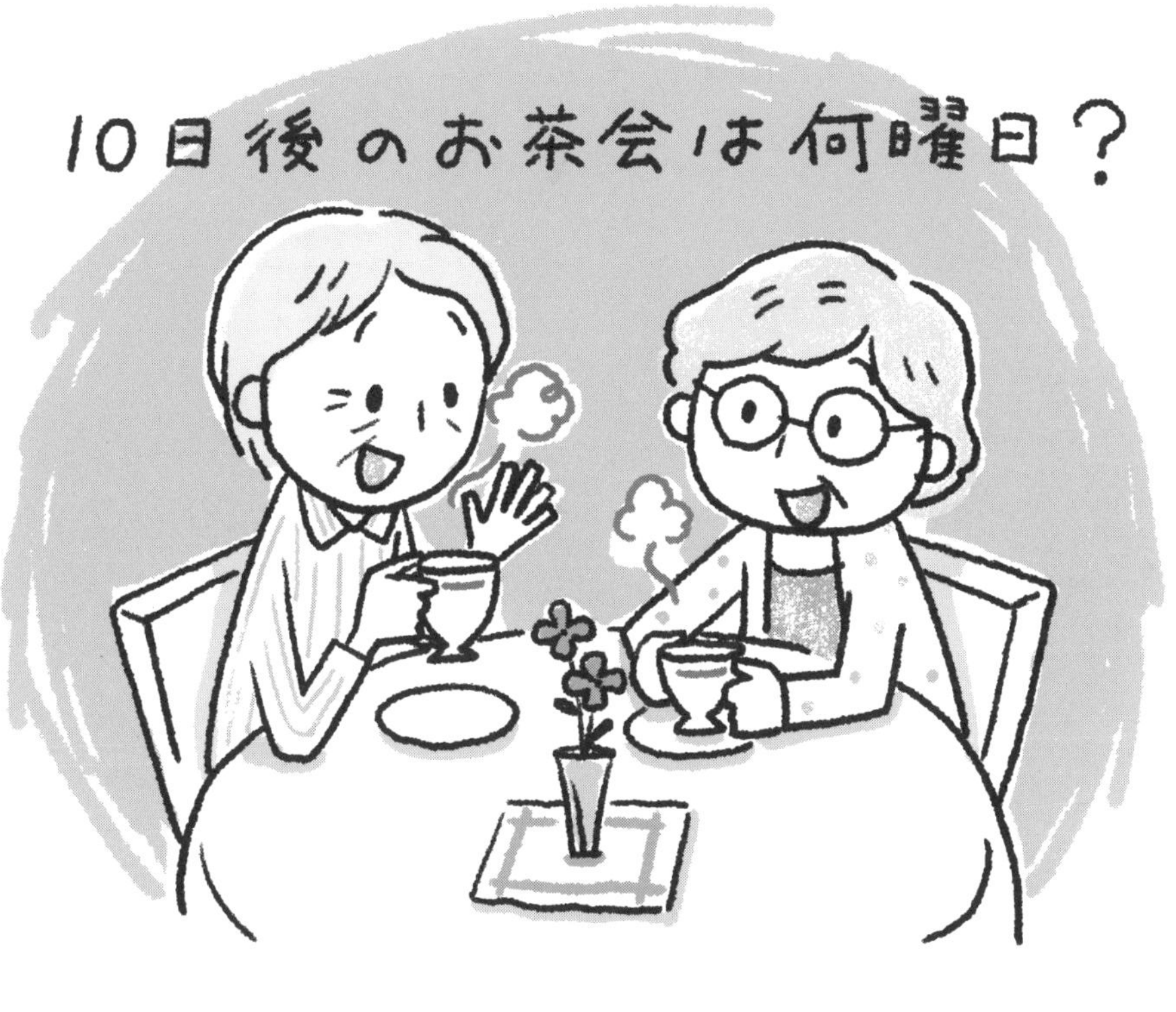

黎明書房

はじめに

年齢を重ねるに連れて、日々の生活の中で、ふとした瞬間に今まで覚えていたはずのこと、できていたことが抜け落ちていたということは、珍しいことではなくなってきます。

本書は、そのような意識せず過ごしていると簡単に低下してしまう、日々の生活力の向上を目的とし、作成しました。教養アップ編、生活力向上編、記憶力向上編の３つのセクションに分かれており、バランスよく脳を鍛えることができます。

最初から順番にやっていくも良し、自分の気になるページから取り組むのも良し、はたまた偶然目に止まったページから取り組むのも良しです。使い方は貴方しだいです。

脳というのは、意識して働かせることでさらによく働くようになります。大切なのは、脳を積極的に働かせることなのです。

問題ができても、できなくてもどうぞお楽しみください。

脳トレーニング研究会

＊本書は先に出版した『シニアの脳を鍛える教養アップクイズ＆記憶力向上遊び』を改題、新装・大判化し、読みやすくしたものです。

目次

教養アップ編

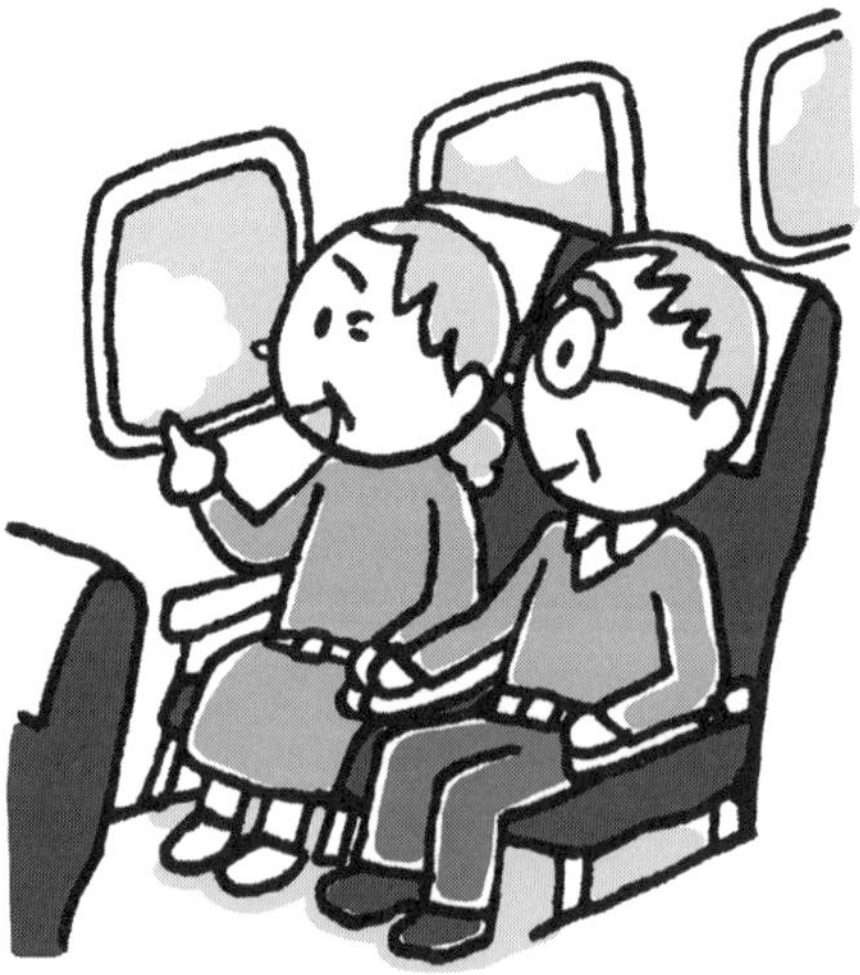

目次

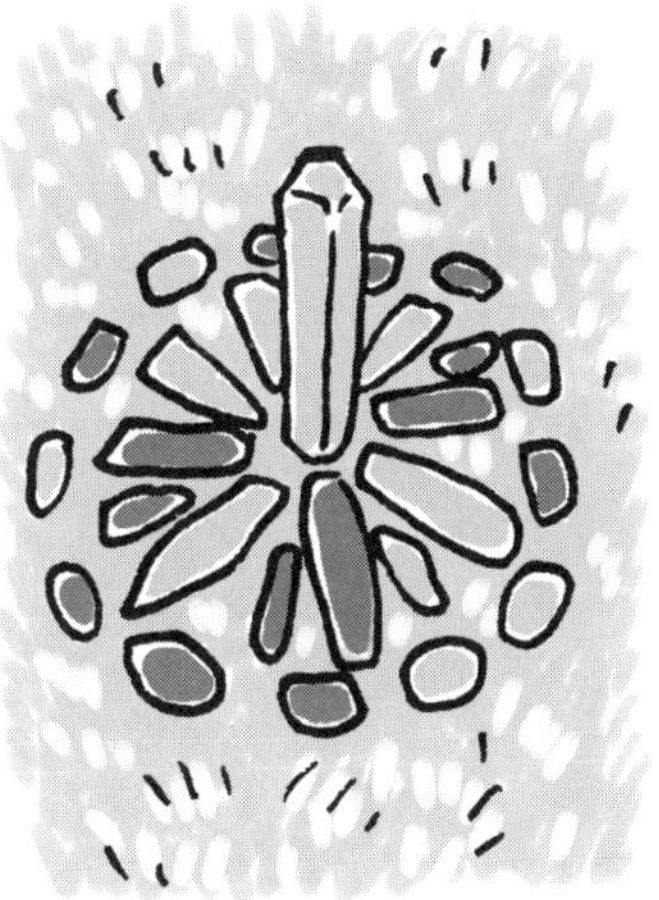

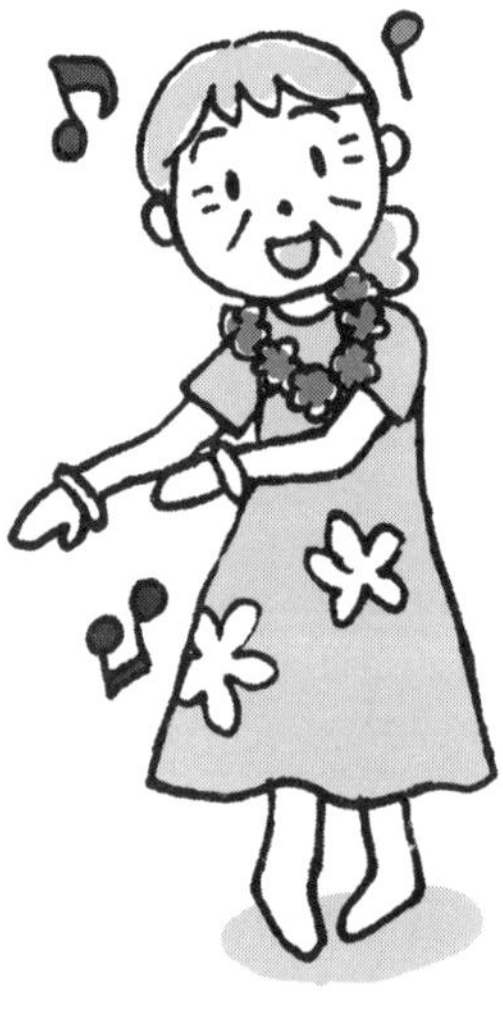

目次

記憶力向上編

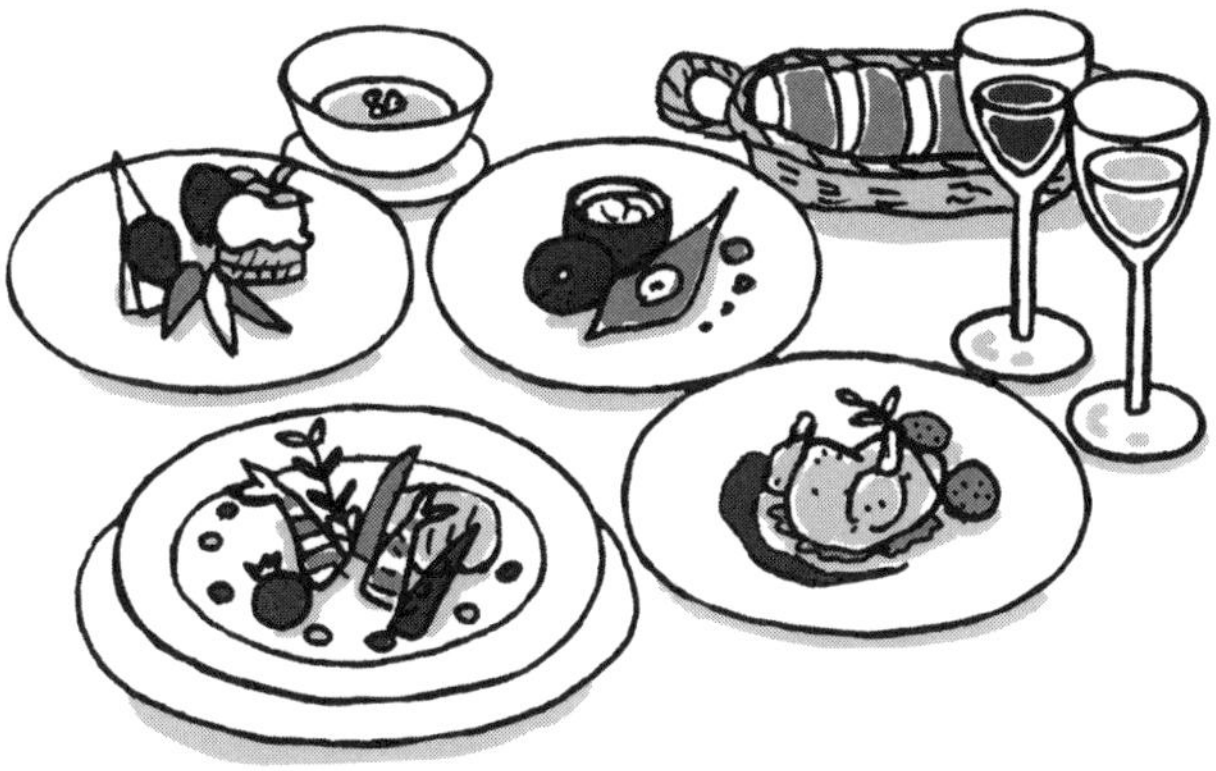

ひらめきクイズ

まずは、ひらめきクイズを解いて、アタマを働かせましょう！

A

アルファベットのAは、ある動物の形がもとになってできた文字です。
ある動物とはなんでしょう？

答え（　　　　　　）

ヒント：ひっくり返してください。

＊答えは93ページにあります。

教養アップ編

1 歴女・歴男 日本史10番勝負

あなたは歴女？　歴男？　○か×かで答えてください。

① 戦国時代、九州の種子島《たねがしま》に来て、日本に鉄砲を伝えたのはポルトガル船である。

答え（　　　　）

② 織田信長の母、土田御前《どたごぜん》は、現在の愛知県清須《きよす》市の出身である。

答え（　　　　）

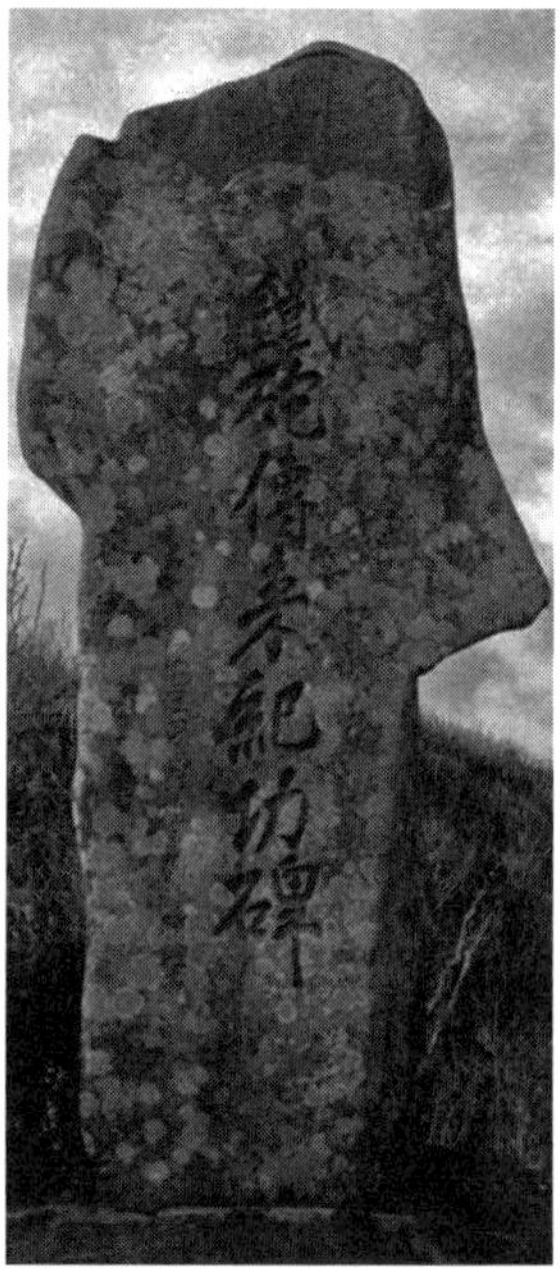

③ 水戸黄門漫遊記の主人公である黄門さまの黄門とは、位《くらい》のことである。

答え（　　　　）

④ 南町奉行大岡越前守忠相《えちぜんのかみただすけ》は、実際に越前国《えちぜんのくに》（福井県）を治めた。

答え（　　　　）

⑤　北町奉行遠山左衛門尉景元《さえもんのじょうかげもと》こと遠山の金さんは、本当に刺青《いれずみ》をしていた。

答え（　　）

⑥　江戸時代の画家、葛飾北斎《かつしかほくさい》は、明治維新の20年ほど前に亡くなった。

答え（　　）

⑦　電話を使って英語以外で最初に話した言葉は日本語である。

答え（　　）

⑧　明治43（1910）年に南極に出発した白瀬矗《しらせのぶ》の探検隊の後援会長は乃木希典《のぎまれすけ》大将だった。

答え（　　）

⑨　新幹線は、戦前にすでに着工されていた。

答え（　　）

⑩　昭和26（1951）年、千葉市で発見された2000年以上前のハスの種からその後、花が咲いた。

答え（　　）

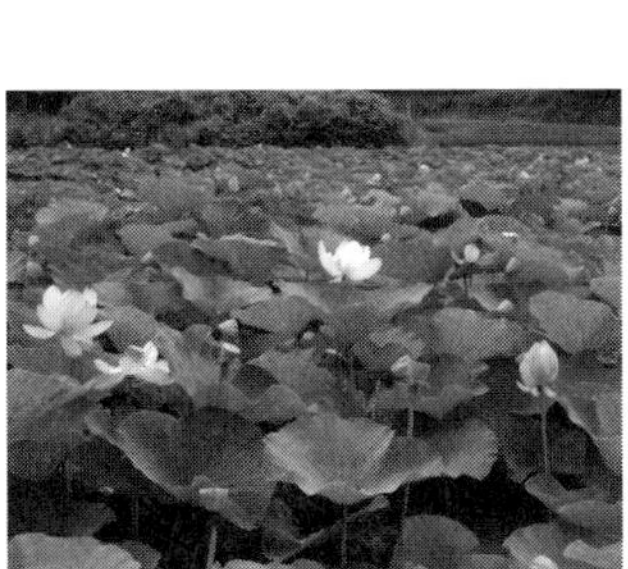

2 ことわざは強い味方

ことわざは生活の知恵、人生の支えです。次のことわざにまつわる小話を読んで、A～Cの3つの中から答えを選んでください。

① 壊れそうな橋がありました。宿へ急いでいる正夫さんは、車でその橋を渡ろうか、やめようか迷いました。でも、「○○○○」という言葉を思い出し、離れたところにあるもう1つの橋を渡りました。宿でニュースを聞いたら、その橋を渡った後から来た車は橋が崩れて下の川に転落したと言っていました。

A 石橋を叩《たた》いて渡る。　B 急《いそ》がば回れ。　C 石の上にも3年。

答え（　　）

② 一夫さんはいつもお金がないお金がないと嘆《なげ》いていました。でも、「○○○○」だと思い、自分をはげましていました。ある日、持っていた紙屑同然のしがない電機会社の

株が急に高くなりました。新商品が大ヒットしたのです。早速その株をいくらか売り、世界一周旅行にでかけました。

A　**桃栗3年柿8年。**　B　**金は天下の回りもの。**　C　**猫に小判。**

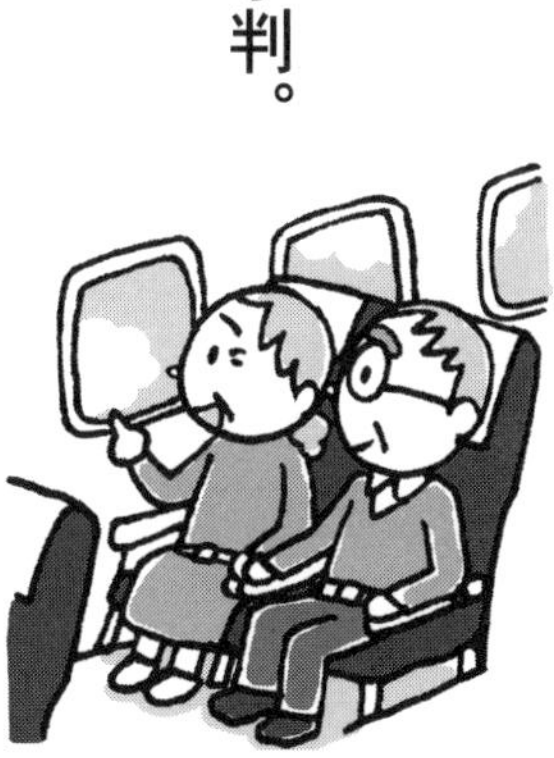

答え（　　　　　）

③　兄弟3人が蔵の整理をしました。そうしたらよさそうな骨董品《こっとうひん》がいくつも出てきました。兄弟で分けることになりました。三男はお兄さんたちから、お前は一番後で選べと言われましたが、「〇〇〇〇」だと思い、我慢しました。三男は残った古ぼけた掛け軸をもらいました。ところがなんと、骨董屋に鑑定してもらうと、その掛け軸は超有名な江戸時代の画家の若冲《じゃくちゅう》のものでした。

A　**急《せ》いては事を仕損じる。**　B　**残り物には福がある。**　C　**短気は損気。**

答え（　　　　　）

3 穴埋め漢字パズル

上下、左右で2字の言葉になるように、□の中に漢字を入れましょう。例の場合、真ん中に「山」を入れると、「登山」「山脈」「火山」「山頂」という4つの熟語ができます。また、答えを下のマスのように並べるとある熟語になります。

例

	登	
火	山	頂
	脈	

レベル1

①

	貯	
大	□	貨
	魚	

②

	白	
水	□	紙
	行	

①の答え	②の答え

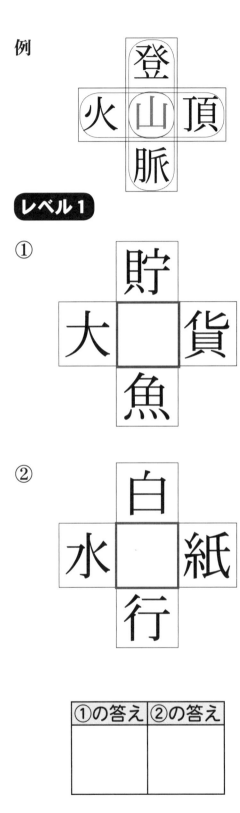

レベル3

⑥

	造	
桜		粉
	瓶	

⑦

	望	
新		末
	見	

⑧

	細	
積		国
	山	

⑧の答え	⑦の答え	⑥の答え

レベル2

③

	大	
不		泰
	全	

④

	関	
核		臓
	得	

⑤

	共	
音		謝
	想	

③の答え	④の答え	⑤の答え

4 数字ぬりつぶしゲーム

問題の指示にしたがって、数字をぬりつぶしましょう。浮き出たカタカナを番号順につなげるとある食べ物の名前になります。最後にそれが何か答えてください。

例：偶数
（２の倍数）

答え
（ニ）

9	8	4	1
1	3	7	9
7	5	3	5
8	10	2	4

①奇数
（２で割り切れない数）

10	9	14	4
1	7	11	15
12	13	8	3
6	5	2	17

②　５の倍数

5	45	25	60	50
3	51	22	35	33
11	77	10	6	66
4	55	38	15	7
30	52	44	58	40

③　3の倍数

1	3	36	15	24	2
22	4	28	7	16	34
12	27	30	9	33	18
8	56	13	39	35	14
5	20	21	10	32	4
32	6	26	49	20	28

④　7の倍数

3	7	70	14	56	5
76	9	57	12	47	13
35	70	21	7	42	28
29	23	17	22	63	34
55	18	4	49	27	40
37	6	77	76	10	15

①の答え	②の答え	③の答え	④の答え

5 縦横マス目で脳トレ計算！

ヨコの列の数字とタテの列の数字を足したり、引いたりします！　引き算は例のように、ヨコの列の数字からタテの列の数字を引いて計算します。

例1　足し算

ヨコの列 →

タテの列 ↓

＋	1	3	5
6	⑦	9	11
9	10	12	14
3	4	6	8

1＋6

例2　引き算

ヨコの列 →

タテの列 ↓

－	5	7	9
1	④	6	8
2	3	5	7
3	2	4	6

5－1

ヨコの列の数字から、タテの列の数字を引きます。

① 足し算

＋	1	5	9	7	8
6					
9					
3					
4					
2					

② 引き算

―	9	6	10	7	8
2					
5					
3					
1					
4					

③　足し算

＋	7	9	5	1	3
4					
2					
6					
10					
8					

④　引き算

ー	11	13	15	12	14
5					
7					
9					
6					
8					

6 こんなにおもしろい故事成語

故事成語《こじせいご》は、後世の人のためになるようにと、昔の出来事を、簡潔に語った言葉です。人生から政治まで、役に立つ面白い言葉が数多くあります。では、それぞれの故事成語の本当の意味をA、Bのいずれかから選んでください。

① 孟母断機《もうぼだんき》

A 中国の思想家、孟子《もうし》の母が、機《はた》を織っていると、そこへ学業を中途で放棄した孟子が帰ってきました。母は怒って、織りかけの織物を刀で切って、学業を半ばで止めることは、織りかけの織物をこのように切ることと同じだと、孟子を叱り飛ばしました。そこで孟子は改心して頑張って勉強し、偉大な思想家になりました。母のきつい戒《いまし》めのことです。

B 中国の思想家、孟子《もうし》の母が、機《はた》を織っていると、そこへ学業を中途で放棄した孟子が帰ってきました。母は怒って、機織り機を斧で切断し、破片を孟子に投げつけました。「今までの費用はどうしてくれる」と怒鳴りました。孟子は、お金を工面するあてもないので、どこかへ逃げて行ってしまいました。母が子に学費を請求することを意味する言葉です。

答え（　　　　　　　　　）

② 愚公山《ぐこうやま》を移《うつ》す

A　昔、中国に齢《よわい》90になる愚かなおじいさんがいました。家を新築し、立派な庭を作りました。しかし、庭の向こうには何もなく、淋しいので、山を築くことにしました。そこで、近くの山を削ってその土で山を築きました。ところが雨が降ってすぐに崩れてしまいました。これから、庭に壊れそうな築山《つきやま》を作ることを、「愚公山を移す」と言うようになりました。

B　昔、中国に齢90になる愚かなおじいさんがいました。家の前に山が2つあり、邪魔なので、一族で2つの山を削って平らにしようとしました。バカなことをと、近所の賢いおじいさんが言いましたが、子子孫孫削り続ければいつかは達成できると言いました。そこで天帝《てんてい》は、2つの山を動かしてやりました。一生懸命努力すれば何事も成し遂げられるということです。

答え（　　　　　　　　　）

③ 慧可断臂《えかだんぴ》

A　達磨大師《だるまだいし》の跡を継いだ慧可《えか》という中国の禅宗のお坊さんがいます。この人が若い時、走ってくる馬車に轢《ひ》かれそうになった小さな子を助けようとしたことがありました。慧可は、その時、運悪く左臂《ひじ》を馬車に轢かれ、切断してしまいました。人々は、慧可の臂を祠《ほこら》にまつり、大そう敬いました。身を捨てて人を助けることの大切さをいう言葉です。

B　禅宗をインドから中国に伝えた人は、達磨大師《だるまだいし》です。その達磨大師が、少林寺《しょうりんじ》の洞窟の壁に向かって修行している時、慧可《えか》という中国のお坊さんがどうしても弟子にしてほしいと頼み込んできました。達磨大師は、洞窟の外では雪が降っていましたので、あの白い雪が赤くなったら弟子にしようと言いました。そこで、慧可は、斧で自分の左手を臂《ひじ》から切断しました。その鮮血が飛び散り雪は真っ赤に染まりました。慧可は弟子入りを許され、中国の禅宗第二の祖となりました。決意の固さを示す言葉です。

答え（　　　　）

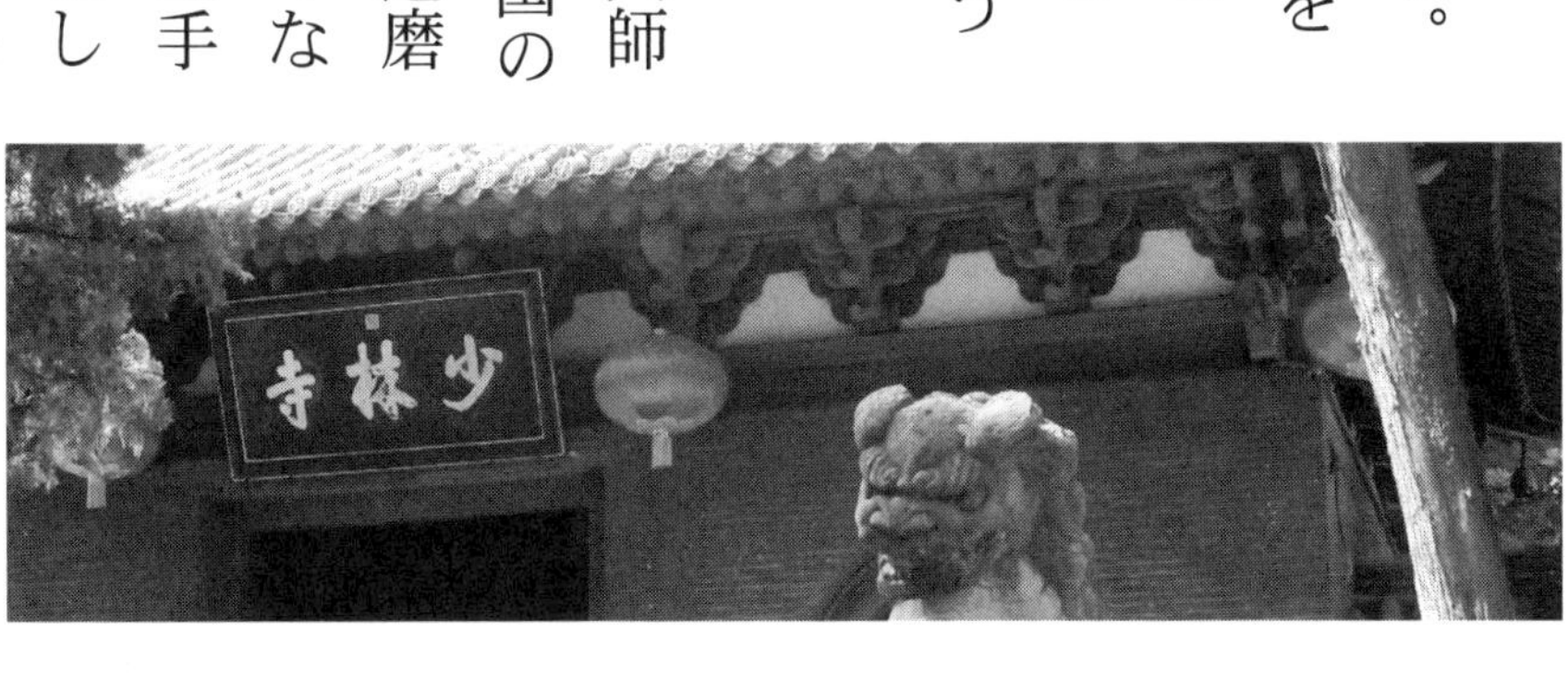

7 足し算五芒星！

例に従って、周りの数字を全て足して、中央の星（五芒星《ごぼうせい》）の中に記入してください。

例

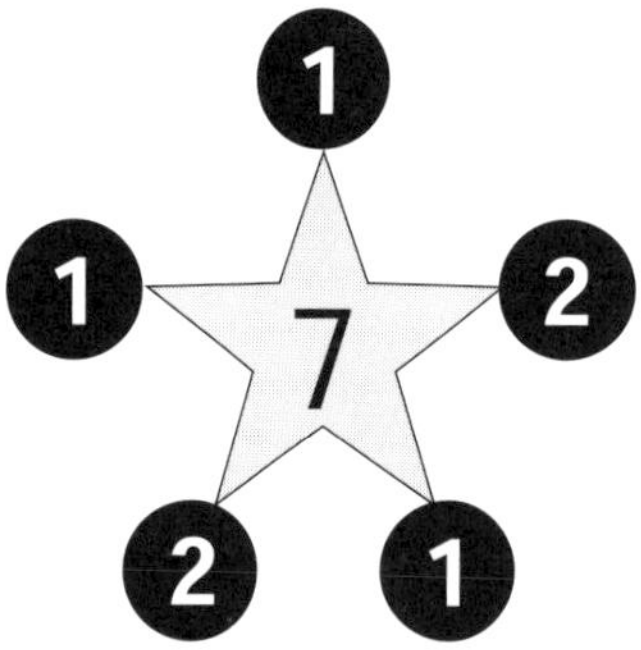

1＋2＋1＋2＋1＝7

＊答えを星の中央に記入する。

①

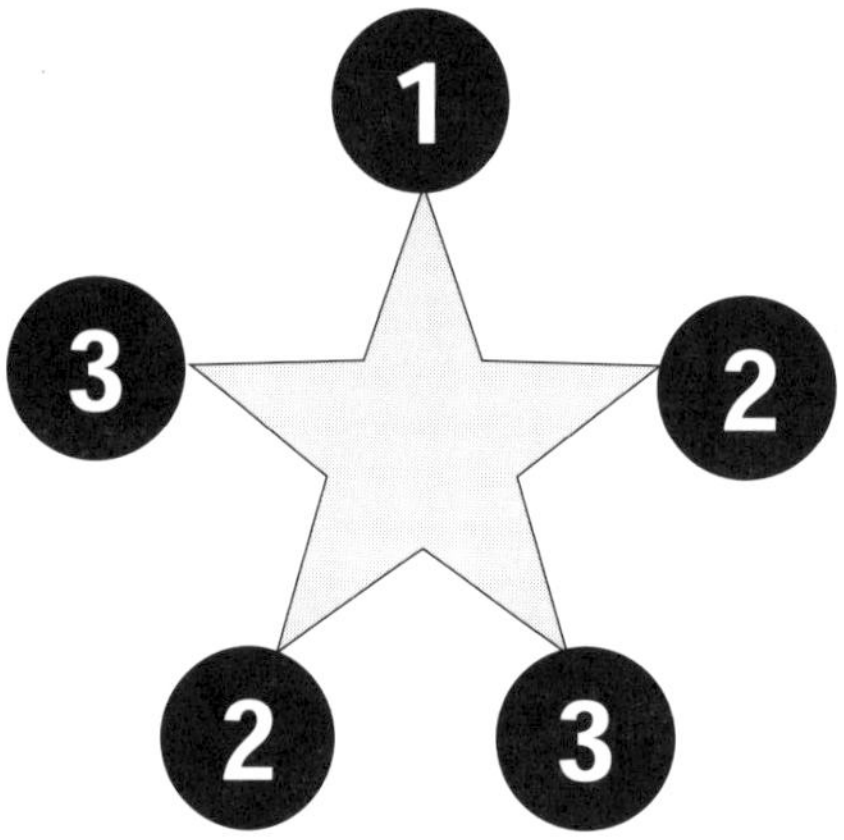

②

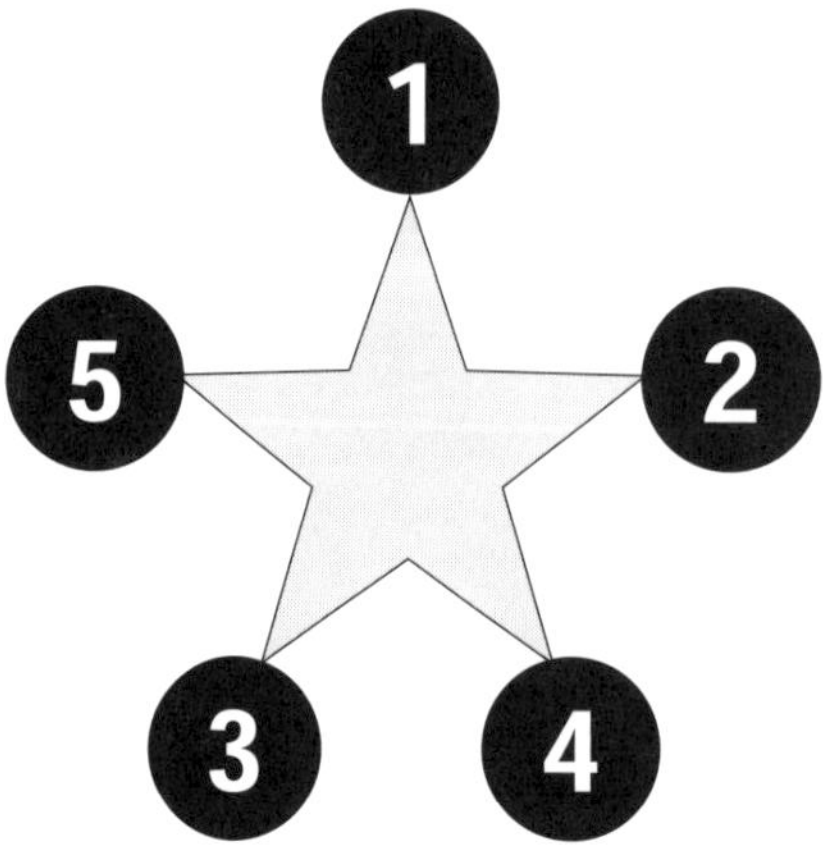

③

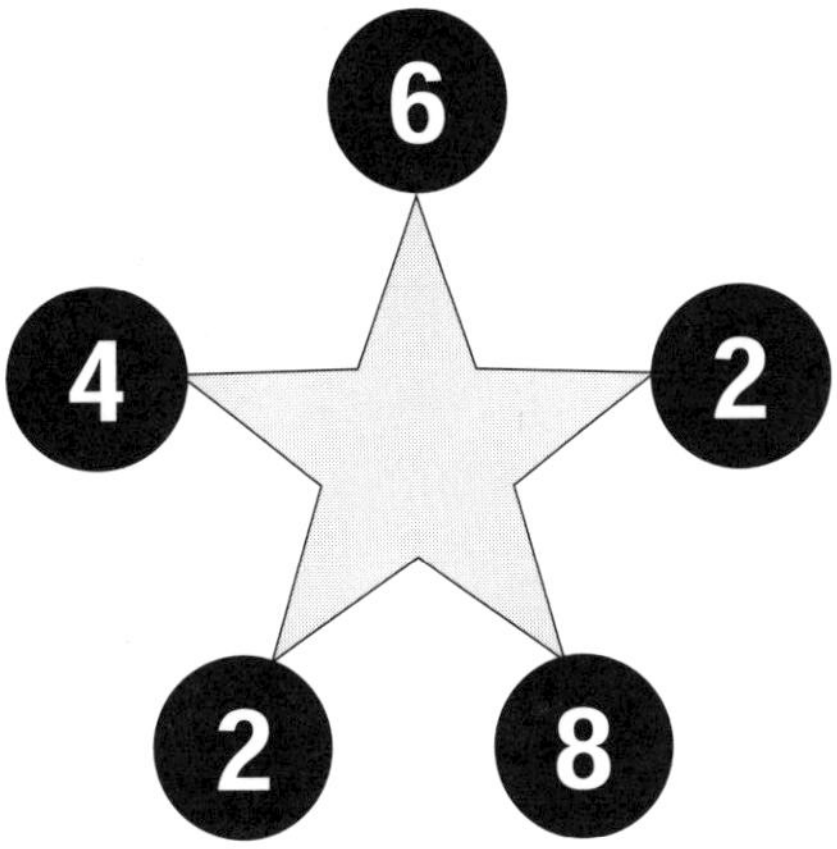

④

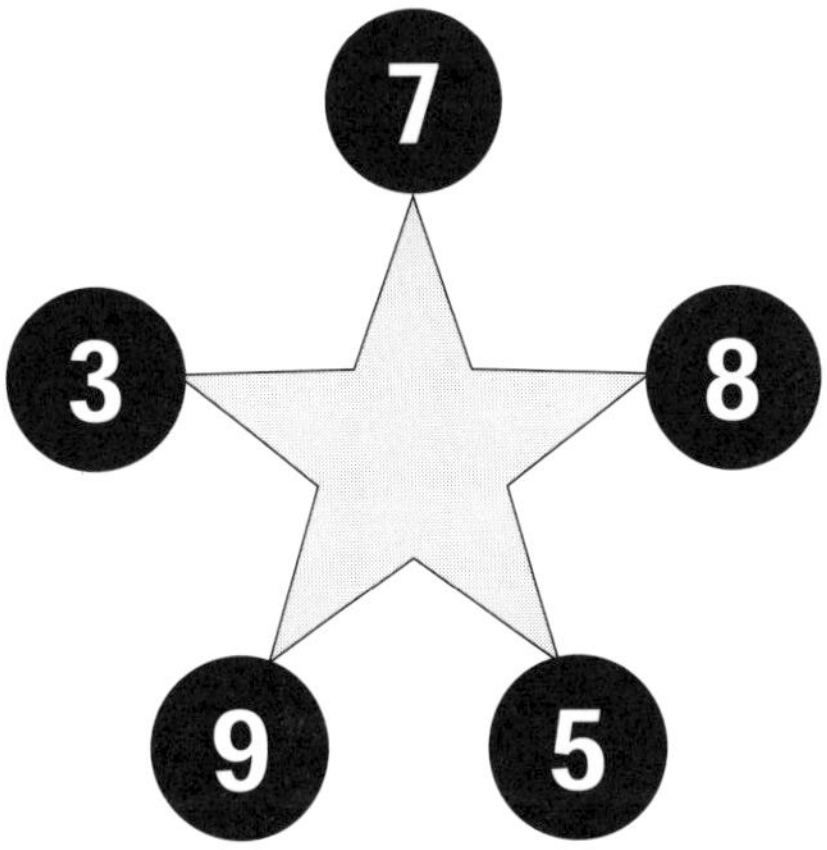

⑤

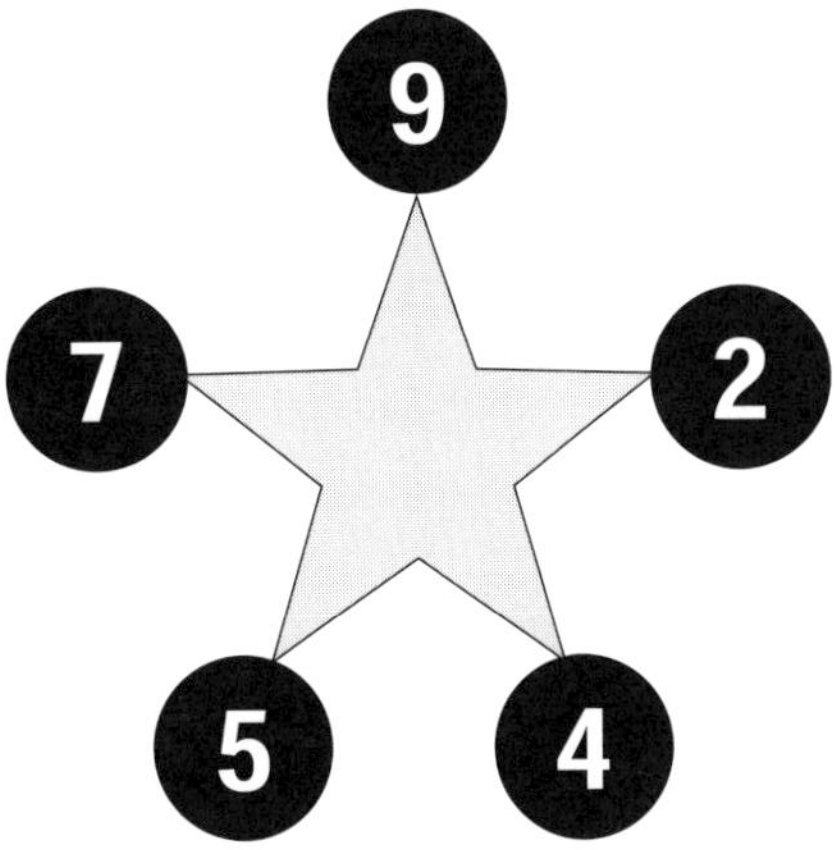

⑥

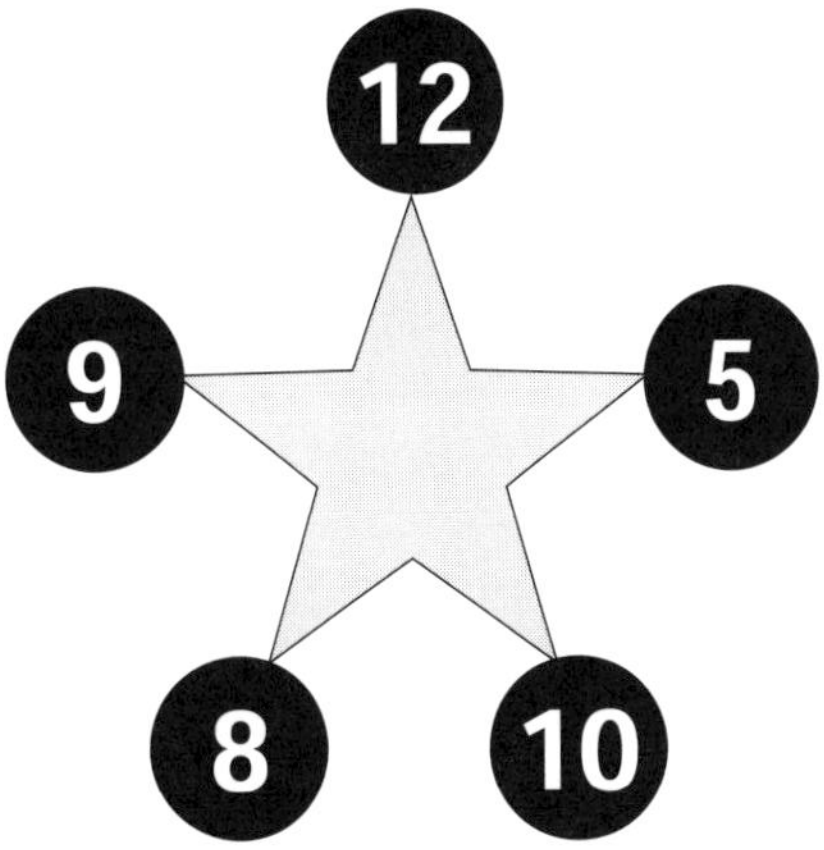

8 数字でクロスワード

数字をもとに行うクロスワードです。すでに分かっている数字の文字を先に書き込みます。そのあと、推理して文字を埋めていきましょう。

【ルール】　同じ数字のマスには同じ文字が入る。違う数字のマスに同じ文字は入らない。

＊小さい文字（ッ・ャなど）も大きい文字（ツ・ヤなど）も同じ数字です。

＊全ての問題が解き終わったら、左の数字を当てはめてできる言葉を答えてください。

28
15
17
25
10

1 ハ	2 ツ	3 シ	4 ゴ	5 ト	■	6	2	7	2	■
8	■	9	■	8	10 タ	11	■	12 ス	13	14 イ
15	14	5	16	17	18 ル	■	19 オ	6	■	20
14	16	9	■	2	■	6	14	■	5	14
■	21 コ	■	5	■	6	22 ン	15	22	3	20
6	9	23 ヨ	8	1	2	24 デ	22	■	25 ウ	■
22	■	6	3	■	21	22	■	10	26	13
27 テ	7	■	6	28	25	■	8	11	■	9
15	14	25	■	11	■	14	28	3	29 グ	30 モ

●記録表（わかった文字を書き込んでください。）

1	2	3	4	5	6	7	8	9	10
ハ	ツ	シ	ゴ	ト					タ

11	12	13	14	15	16	17	18	19	20
	ス		イ				ル	オ	

21	22	23	24	25	26	27	28	29	30
コ	ン	ヨ	デ	ウ		テ		グ	モ

9 逆さ歌、これなんだ？

歌詞の一部が逆さになってしまいました。実際の曲はどんな曲なのでしょうか。（ ）の中から答えを1つ選んでください。頭の中で反対にして文字を追ってみましょう。童謡はどこか懐かしさを運んできてくれます。今一度、聴き返してもよいかもしれません。

① こいけのまうおりがたまにまく　うろたんきでいつかりかさま
（ 幸せなら手を叩こう　どんぐりころころ　金太郎 ）

答え（　　　　　　　）

② さしくつういなけかもにえ　ばれみてきにうょじうぐうゅり
てれられつにメカたけすた　はましらうしかむしかむ
（ 桃太郎　浦島太郎　うさぎとカメ ）

答え（　　　　　　　）

③ らたいあにはのな　れまとにはのな　うょちうょち　うょちうょち
（ちょうちょう　チューリップ　幸せなら手をたたこう　）

答え（　　　　　　）

④ るげしがばかわ　もにまやもにの
やちはうゅじちは　くづかちもつな
（夕焼け小焼け　茶摘《ちゃつみ》　静かな湖畔《こはん》　）

答え（　　　　　　）

⑤ うょしまびそあくよかな　したわとたなぁ　でたしのきのりくなきおお
（大きな栗の木の下で　いぬのおまわりさん　げんこつやまのたぬきさん）

答え（　　　　　　）

⑥ わかのかしりつなぶこ　まやのかしいおぎさう
（こいのぼり　朧月夜《おぼろづきよ》　故郷《ふるさと》　）

答え（　　　　　　）

10　世界の絵画○×クイズ

絵画にまつわるクイズを○か×かで答えて、絵画に親しみましょう。

①　キュビズムの絵画「泣く女」で有名なピカソは、生涯同じような絵を描いて過ごした。

答え（　　　）

②　レオナルド・ダ・ビンチの「モナ・リザ」の絵は未完成とされている。

答え（　　　）

③　岐阜県の関市には「モネの池」と呼ばれる大人気スポットがある。

答え（　　　）

④　「ひまわり」「糸杉」などを描いた炎の画家と言われるゴッホは、フランスやアメリカではゴーグと呼ばれている。

答え（　　　）

⑤ロダンの「考える人」の制作意図は、「考える」というところにはなかった。　答え（　　）

⑥雪舟は、水墨画家としてだけでなく、お坊さんとしても働いた。　答え（　　）

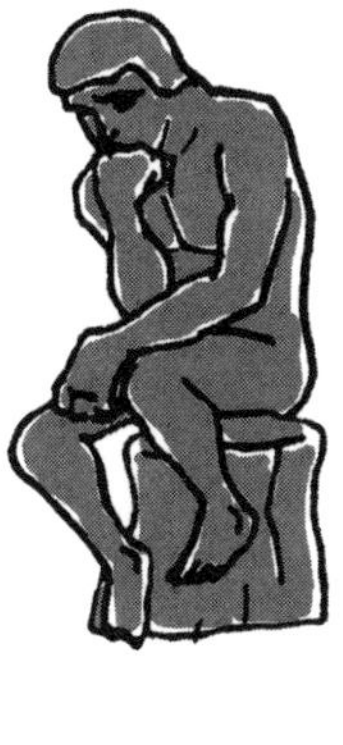

⑦日本の浮世絵は、ヨーロッパの芸術家に大きな影響を与えた。　答え（　　）

⑧伊藤若冲《じゃくちゅう》は、孔雀《くじゃく》が好きで、「動植綵絵《どうしょくさいえ》」シリーズ全30点のうち8点が孔雀《くじゃく》の絵だ。　答え（　　）

⑨葛飾北斎《かつしかほくさい》の「富嶽《ふがく》三十六景」は36枚の絵から成り立っている。　答え（　　）

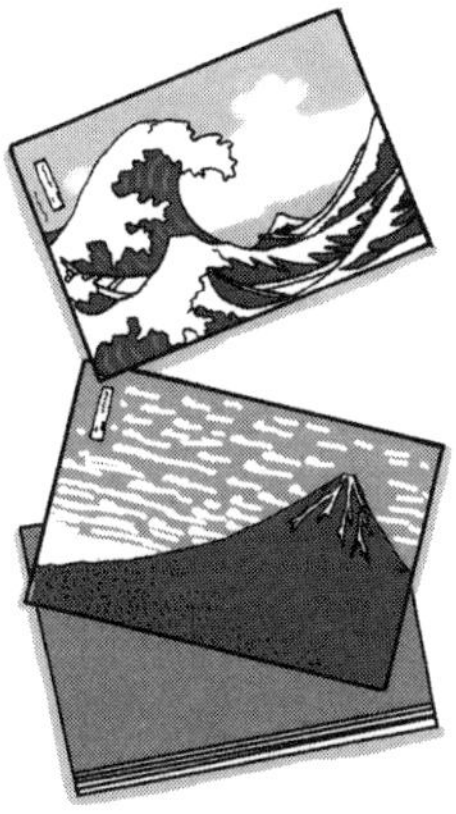

⑩明治33年、展覧会に出された黒田清輝《せいき》の「裸体婦人像」は、風俗を紊乱《びんらん》するものとして、警察の命令で下半分を布で隠して展示された。これを「腰巻事件」という。　答え（　　）

11 恋の歌・恋の俳句を味わおう

いくつになっても恋というものは良いものです。昭和の有名な歌人、川田順は63歳のときに出会った、20歳ほど年下の人妻に恋をして、ついには結婚しました。老いらくの恋と言われました。では、一緒に恋の歌、恋の俳句を、クイズを楽しみながら味わいましょう。

恋の歌 次の3つの歌について答えてください。

1 **□の乱れも知らずうち臥《ふ》せばまづ《まず》かきやりし人ぞ恋しき** （　　）

2 **□の熱き血潮《ちしお》に触れもみで寂《さび》しからずや道《みち》を説《と》く君《きみ》** （　　）

3 **ヒヤシンス薄紫《うすむらさき》に咲きにけりはじめて□顫《ふるい》ひそめし日** （　　）

① 1〜3の歌の□に当てはまる言葉を次から選んでください。

【頭《あたま》　心《こころ》　柔肌《やわはだ》　白髪《しらかみ》　黒髪《くろかみ》】

②（　）の中に1～3の歌の作者を書いてください。次から選んでください。

【石川啄木《いしかわたくぼく》（1886～1912）　与謝野晶子《よさのあきこ》（1878～1942）　紀貫之《きのつらゆき》（平安時代前期）　北原白秋《きたはらはくしゅう》（1885～1942）　和泉式部《いずみしきぶ》（平安時代中期）】

〈超訳〉ご参考までに、訳を掲げておきます。

1　黒髪を乱して閨《ねや》に伏《ふ》していたその私の黒髪を、何よりもまずやさしく御手で愛撫《あいぶ》してくださった人のことが、ことに恋しく思われてなりません。

2　熱い血の通ったやわらかい女性の肌に触れることもなく、人の生き方を説くあなた！　さびしくはないのですか？

3　ヒヤシンスが気高くも可憐な薄紫色の花を咲かせた。恋する人とのはじめての出会いに胸打ちふるえたその日に。

恋の俳句 次の3つの俳句は、はてどんなことを言いたいのでしょうか。A、Bから選んでください。

① 妹《いも》が垣根《かきね》さみせん草《ぐさ》の花咲《さき》ぬ　　与謝蕪村《よさぶそん》（江戸時代中期）

A ついつい、恋しい人が住む家の垣根の前に来てしまった。そうしたら何とぺんぺん草が咲いているではないか。ぺんぺん草よ早くペンペンと鳴って恋しい人を呼んでおくれ。

B ついつい、恋しい人が住む家の垣根の前に来てしまった。よく見ると三味線草《しゃみせんぐさ》の白い小さな花が咲いている。三味線草よその名の通りどうか美しい音色で私の恋心を伝えておくれ。

答え（　　　）

② 春愁《しゅんしゅう》を消せとたまひ《い》しキスひとつ　　日野草城《ひのそうじょう》（1901〜1956）

A 明るい春というのに、私は憂いに沈んでいました。その悲しみの表情を見て、彼女はそっと優しく私にキスをしてくれました。たった一度のキスでしたが、私は彼女の愛を感じ、心は幸福感に満たされました。

B　明るい春だというのに世の中は憂いに満ちていました。そこで、世の中から春の憂いを一掃しなさいと彼女は私に命じました。彼女から賜《たまわ》った一度きりのキスはその命令の意味を込めたものでした。

答え（　　）

③　雪はげし抱《だ》かれて息のつまりしこと　橋本多佳子《はしもとたかこ》（1899～1963）

A　あの日は雪が激しく降っている日でした。あの人は誰も居ないところで突然私を抱きしめたのです。でもそれは見せかけでした。私の首を絞めようとしたのです。あの人は、「俺と死んでくれ」と言ったのです。私は詰まりそうな息の中、きっぱりとお断りしました。

B　あの日は雪が激しく降っている日でした。あの人は突然私を抱きしめたのです。降る雪のように激しく。私の頭の中は一瞬真っ白になり、息がつまりそうでした。このまま純白の世界で死んでも良いと思いました。

答え（　　）

12 クロスワードパズル

タテのカギ、ヨコのカギに当てはまる語句を答えて、クロスワードパズルを完成させましょう。（小文字のッ・ャ等は大文字と同じ扱いにします。）

タテのカギ

1 お神輿《みこし》が出たり、花火、夜店を楽しむ夏の風物詩の1つ。
2 つめたい空気。
3 自動車のエンジンの覆い。
6 ○○○に水。突然のことに驚くこと。
7 日本での自給率はほぼ100パーセントである主食。

ヨコのカギ

1 願いごとを3回唱えると叶うと言われています。
4 光○○矢の如し。
5 商売繁盛の縁起物です。
8 ○○を憎んで、人を憎まず。
9 能ある鷹《たか》は○○を隠す。
10 時間の限度のこと。タイム○○○○。

レベル1

①

1		2	3	
	■	4		■
5	6			7
8		■	9	
10				■

タテのカギ、ヨコのカギを解いて、レベル2のクロスワードパズルを完成させましょう。

タテのカギ

1 まぶたを閉じたり開いたりすること。
2 出る○○は打たれる。
3 滑稽《こっけい》な話の終りに「さげ」「落ち」がある大衆芸能の一種。
4 似ていること。
5 釣りの時、魚がかかったことをキャッチする道具。
6 美味しく食べられるということが保障されている期間。
10 ○○が立つ。世間体が保たれること。
12 素晴らしいと評価されている場所。
14 外国からの入ったもの。○○○○種。
17 案内してくれるもの。
18 倒幕運動を指導した長州藩士。○○孝《たか》允《よし》。元の名は桂小五郎《かつらこごろう》。
19 ○○前絶後。

ヨコのカギ

1 清少納言《せいしょうなごん》が書いた、平安時代の随筆。
7 ガソリンエンジンで動く二輪車。
8 月が明るく照っている夜。
9 能力が拮抗《きっこう》していること。
11 人の肌の表面の細かなあや。
13 紙を折っていろいろな形を作る遊び。
15 くつろぐ空間。家族が普段いる部屋。
16 ○○を継ぐ間もなく。すぐに。
17 水分の量が高い、夏・秋が旬の果物。
18 中華料理によく入っているキノコ。
20 十円玉にデザインされている建物。○○○○○○鳳凰堂《ほうおうどう》。

レベル２

②

1	2	3		4	5	6
7			■	8		
	■	9	10		■	
11	12	■	13		14	
■	15		■	■	16	
17		■	18	19		
20						

13 日本の古代史ミステリークイズ

日本の歴史を紐解いてみると、ミステリアスな数々の謎が浮かび上がってきます。次の問題に○か×かで答えてください。

① 青森県大平山元遺跡《おおだいやまもと》の縄文土器《じょうもんどき》は一万六千年前のもので、世界最古の土器である。

答え（　　　）

② 秦《しん》の始皇帝《しこうてい》の命令で東の海へ不老不死の仙薬《せんやく》を求めて出かけた徐福《じょふく》の墓が日本にある。

答え（　　　）

③ 日本にはイギリスのストーンヘンジのような太陽崇拝の遺跡ストーンサークル（環状列石《かんじょうれっせき》）はない。

答え（　　　）

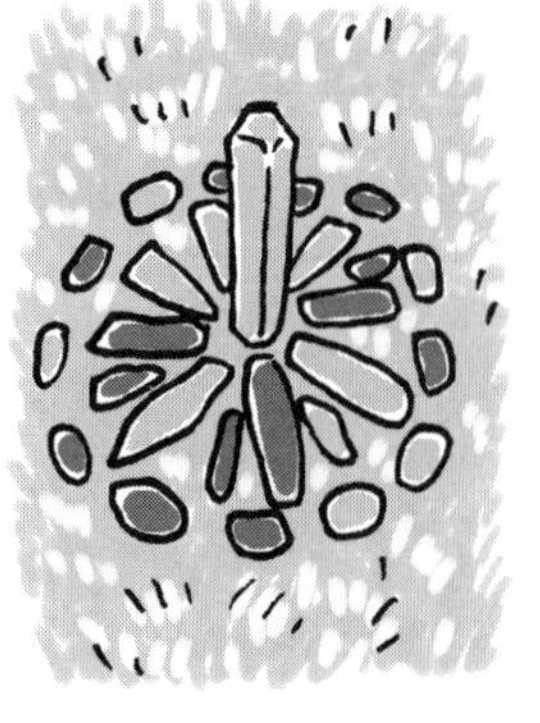

④ 日本にキリストの墓とされるものがある。

答え（　　　）

⑤　日本にピラミッドではないかと言われるものがある。

答え（　　　　）

⑥　西暦239年、卑弥呼《ひみこ》が中国の魏《ぎ》の皇帝からもらった金印は、発見され、福岡市博物館に展示されている。

答え（　　　　）

⑦　蘇我馬子《そがのうまこ》の墓ではないかと言われている古墳が奈良県明日香《あすか》村にある。

答え（　　　　）

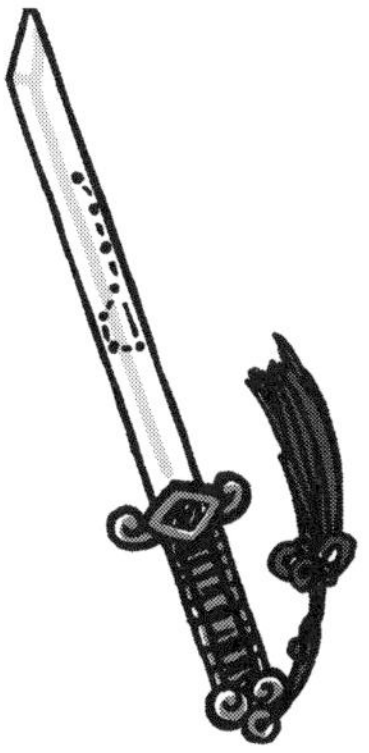

⑧　聖徳太子の剣が四天王寺に伝わっている。

答え（　　　　）

⑨　奈良の東大寺の大仏は、できた当時のものである。

答え（　　　　）

⑩　日本最初の歌集『万葉集』は全て漢字で書かれている。

答え（　　　　）

14 漢字熟語パズル

空欄に当てはまる漢字を入れて、熟語を作ってみましょう。

レベル1

①

器	械	体			
			縦		
		富			
				岳	
					急
				助	
			死		
		断			
量	子		学		

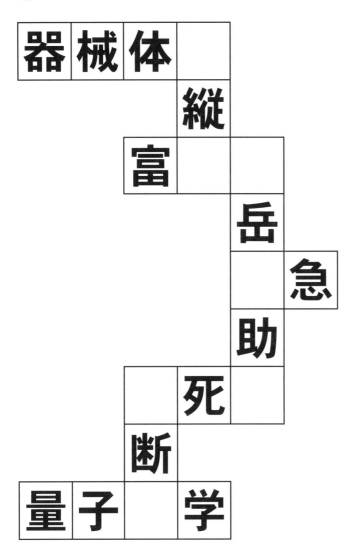

レベル2

②

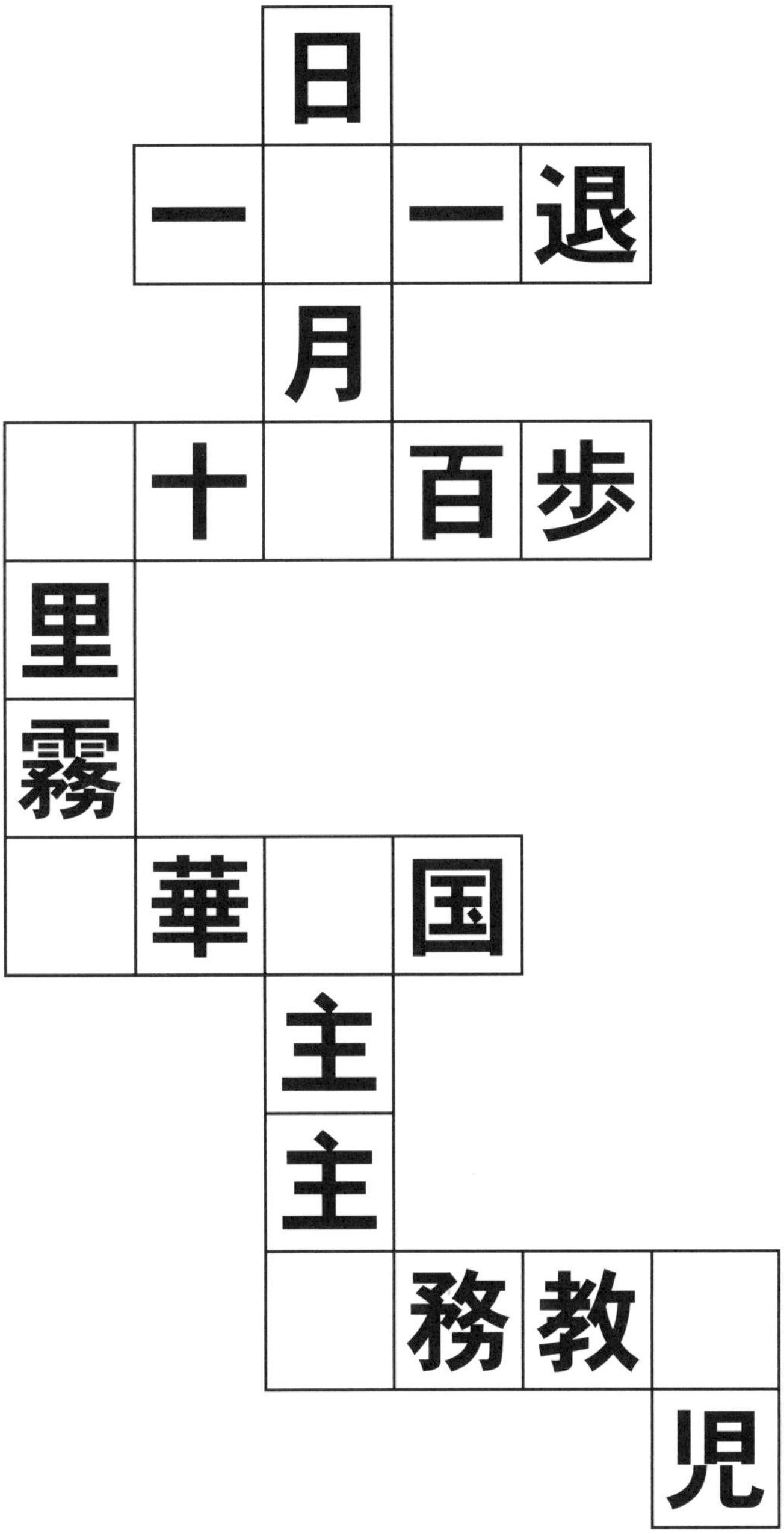

1

①× ＊中国人の倭寇《わこう》、王直《おうちょく》の船。②× ＊生地は岐阜県可児市土田《かにしどた》にあり、土田城跡がある。③○ ＊中《ちゅう》納言《なごん》のこと。④× ＊名前だけ。⑤○ ＊お白洲《しらす》でもろ肌脱ぎになることはなかった。⑥○ ＊１８４９年没。⑦○ ⑧× ＊断られ、大隈重信《おおくましげのぶ》がなった。⑨○ ＊昭和16年に「弾丸列車」計画のもと着工されたが、昭和18年中止。⑩○ ＊写真はその大賀《おおが》ハス。

2

①B ②B ③B

3

①金 ②銀 できた熟語→金銀 ③安 ④心 ⑤感 できた熟語→安心感
⑥花 ⑦月 ⑧雪 できた熟語→雪月花

4

答え―カステラ

①

10	9	14	4
1	7	11	15
12	13	8	3
6	5	2	17

②

5	45	25	60	50
3	51	22	35	33
11	77	10	6	66
4	55	38	15	7
30	52	44	58	40

③

1	3	36	15	24	2
22	4	28	7	16	34
12	27	30	9	33	18
8	56	13	39	35	14
5	20	21	10	32	4
32	6	26	49	20	28

④

3	7	70	14	56	5
76	9	57	12	47	13
35	70	21	7	42	28
29	23	17	22	63	34
55	18	4	49	27	40
37	6	77	76	10	15

5

①

＋	1	5	9	7	8
6	7	11	15	13	14
9	10	14	18	16	17
3	4	8	12	10	11
4	5	9	13	11	12
2	3	7	11	9	10

②

−	9	6	10	7	8
2	7	4	8	5	6
5	4	1	5	2	3
3	6	3	7	4	5
1	8	5	9	6	7
4	5	2	6	3	4

③

＋	7	9	5	1	3
4	11	13	9	5	7
2	9	11	7	3	5
6	13	15	11	7	9
10	17	19	15	11	13
8	15	17	13	9	11

④

−	11	13	15	12	14
5	6	8	10	7	9
7	4	6	8	5	7
9	2	4	6	3	5
6	5	7	9	6	8
8	3	5	7	4	6

6

① A

② B

③ B

7

① 11

② 15

③ 22

④ 32

⑤ 27

⑥ 44

8

キーワード（ワラベウタ）

8

1 ハ	2 ツ	3 シ	4 ゴ	5 ト	■	6 カ	2 ツ	7 レ	2 ツ	■
8 ク	■	9 リ	■	8 ク	10 タ	11 ニ	■	12 ス	13 マ	14 イ
15 ラ	14 イ	5 ト	16 ノ	17 ベ	18 ル	■	19 オ	6 カ	■	20 ヤ
14 イ	16 ノ	9 リ	■	2 ツ	■	6 カ	14 イ	■	5 ト	14 イ
■	21 コ	■	5 ト	■	6 カ	22 ン	15 ラ	22 ン	3 シ	20 ヤ
6 カ	9 リ	23 ヨ	8 ク	1 ハ	2 ツ	24 デ	22 ン	■	25 ウ	■
22 ン	■	6 カ	3 シ	■	21 コ	22 ン	■	10 タ	26 エ	13 マ
27 テ	7 レ	■	6 カ	28 ワ	25 ウ	■	8 ク	11 ニ	■	9 リ
15 ラ	14 イ	25 ウ	■	11 ニ	■	14 イ	28 ワ	3 シ	29 グ	30 モ

9

①金太郎　②浦島太郎　③ちょうちょう　④茶摘　⑤大きな栗の木の下で　⑥故郷

10

①×　＊ピカソの絵は、青の時代、キュビズムの時代、新古典主義の時代、シュールレアリズムの時代などといわれるように、ピカソは、様々な画風で絵を描きました。その後の芸術家に大きな影響を与えました。　②○　③○　④○　⑤○　⑥○

⑦○　⑧×　＊若冲が好んで描いたのは鶏《にわとり》。　⑨×　＊全部で46枚。　⑩○

11

①1黒髪　2柔肌　3心

②1和泉式部　＊和泉式部は恋多き歌人で、この歌は彼女の代表作です。

2与謝野晶子　＊与謝野晶子と同じ女流歌人の山川登美子《とみこ》との、与謝野鉄幹《てっかん》をめぐるお話は有名です。

3北原白秋　＊北原白秋は耽美的《たんびてき》で異国情緒のある作風で一世を風靡《ふうび》しました。

①Ｂ　＊蕪村はそのころ妓女《ぎじょ》・小糸との老いらくの恋の真最中でした。季語は「さみせん草の花」…春。三味線草《しゃみせんぐさ》、薺《なずな》、ぺんぺん草などという。

②Ａ　＊日野草城はこのような俳句を作るのが得意な人でした。季語は「春愁」…春。

③Ｂ　＊橋本多佳子は、美人の誉れ高かった女流俳人です。季語は「雪」…冬。

教養アップ編の答え

12

①

1 ナ	ガ	レ	3 ボ	シ
ツ	■	4 イ	ン	■
5 マ	6 ネ	キ	ネ	7 コ
8 ツ	ミ	■	9 ツ	メ
10 リ	ミ	ツ	ト	■

②

1 マ	2 ク	3 ラ	ノ	4 ソ	5 ウ	6 シ
7 バ	イ	ク	■	8 ツ	キ	ヨ
タ	■	9 ゴ	10 カ	ク	■	ウ
11 キ	メ	■	13 オ	リ	14 ガ	ミ
■	15 イ	マ	■	■	16 イ	キ
17 ナ	シ	■	18 キ	19 ク	ラ	ゲ
20 ビ	ヨ	ウ	ド	ウ	イ	ン

13

①×　＊中国で一万八千年前の土器が発見された。②○　＊和歌山県新宮《しんぐう》市にある。
③×　④○　＊青森県三戸郡新郷村大字戸来《へらい》にある。⑤○　＊広島県の葦嶽山《あしたけやま》ピラミッドなど。⑥×　＊福岡市博物館にあるのは、西暦57年に漢の光武帝からもらった「漢委奴国王《かんのわのなのこくおう》」の印である。⑦○　＊石舞台古墳がそれでないかと言われている。⑧○　＊七星剣　⑨×　＊今までに2回焼け落ちた。⑩○　＊全て万葉仮名と呼ばれる漢字で書かれている。

14

①

器	械	体	操		
			縦		
		富	士	山	
				岳	
				救	急
				助	
		決	死	隊	
		断			
量	子	力	学		

②

		日			
	一	進	一	退	
		月			
五	十	歩	百	歩	
里					
霧					
中	華	民	国		
		主			
		主			
		義	務	教	育
					児

カミレク① 幸運文字占い

この中で、第一印象で、ぱっと惹かれたものに○をつけ、文字を鏡に映してみましょう。鏡に映った文字が今日のあなたのラッキーワードです。

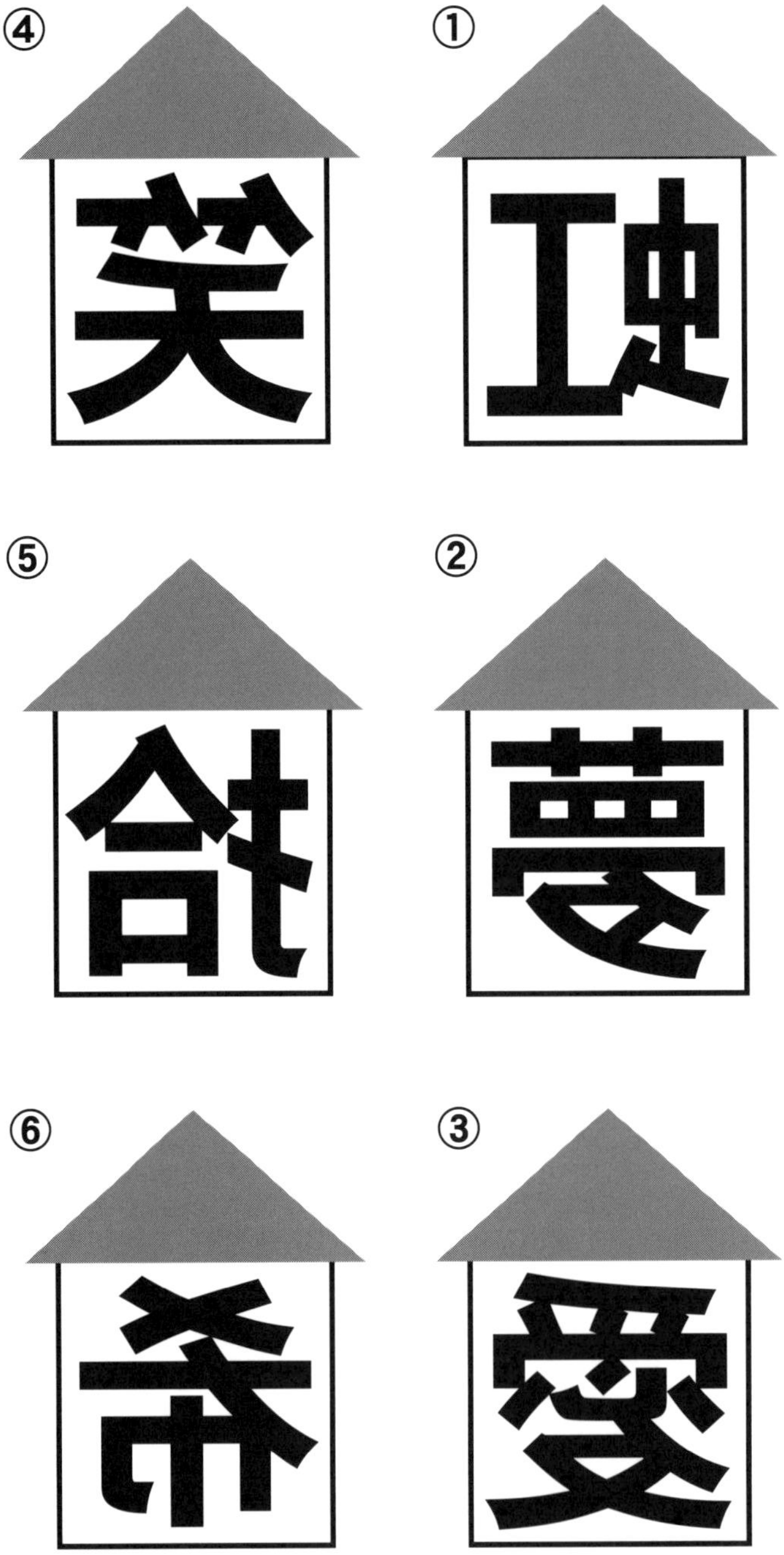

当たるも八卦《はっけ》、当たらぬも八卦です。どうぞ、お楽しみください。

生活力向上編

1 物の数え方クイズ

日常の中の、ちょっと特殊な物の数え方を確認していきましょう。文中の（　）に正しい数え方を書きましょう。ひらがなでも漢字でもかまいません。

1 後ろの【　】の中の漢字から正しいと思うものを書き入れましょう。

① 孫のまいちゃんは、3（　　　）の電車に乗って、おばあちゃんの家まで行きました。

② 漁師のギンさんに、イカを5（　　　）もらいました。

③ ケンさんとユリさんは、将棋を2（　　　）打ちました。

④ 孫のしょうくんは、ざるそばを2（　　　）食べました。

【杯《はい》　局《きょく》　両《りょう》　句《く》　皿《さら》　体《たい》　枚《まい》】

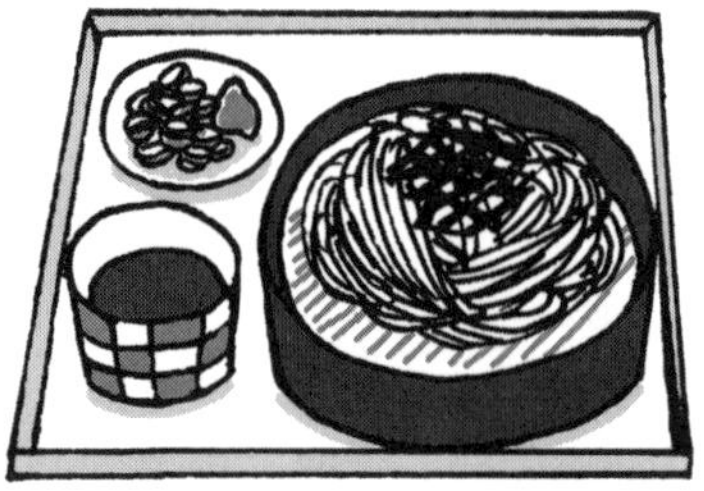

2　（　）の中に適切な数え方を書きましょう。

①　じゅんさんは、盆栽が趣味で、9（　　　）の盆栽を持っています。

②　みなみさんは、引っ越しをして、1（　　　）のタンスを買いました。

③　板前のてつやさんは、包丁を3（　　　）新調しました。

④　ひろしさんは、今回の旅行で俳句を6（　　　）、詠《よ》みました。

⑤　家具職人のこうちゃんは、5（　　　）のイスを作りました。

⑥　ウサギが2（　　　）で仲良く遊んでいます。

⑦　2（　　　）のキャベツを使って、大きなお好み焼きを作りました。

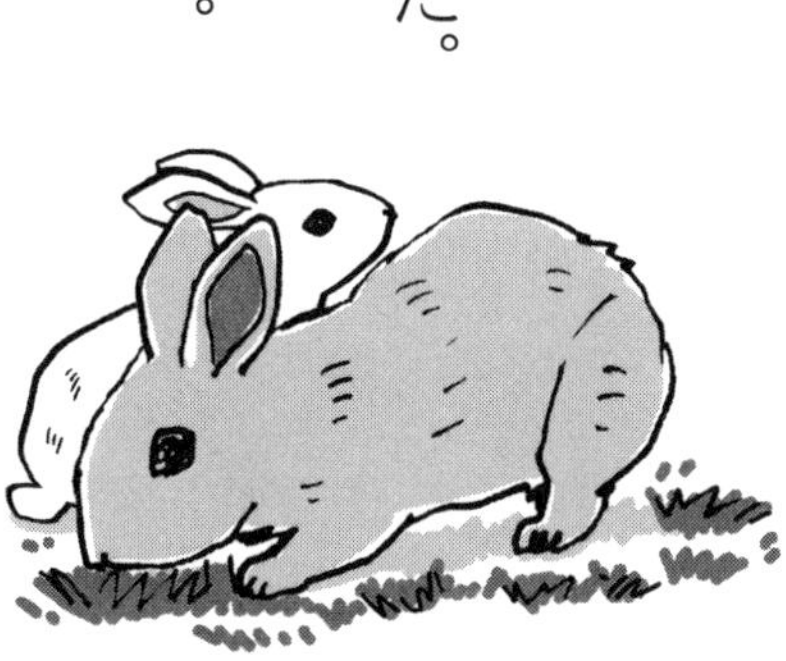

2 単位変換クイズ

私達は、生活の中で多くの単位を使い分けながら、日々を過ごしています。次の問題の単位を指示された単位に変換しましょう。

① 孫と動物園で見たゾウは5トン（t）でした。5トンは何キログラム(kg)ですか。

答え（　　　　キログラム）

② たかこさんは１５００グラム(g)のお肉を食べます。１５００グラムは何キログラム（kg）ですか。

答え（　　　　キログラム）

③ 今日生まれた孫のゆいちゃんは、３・２キログラム（kg）でした。３・２キログラムは何グラム(g）ですか。

答え（　　　　グラム）

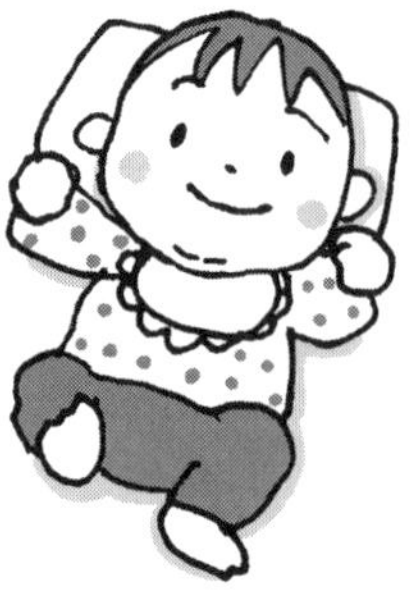

④ つねおさんは、3キロメートル（km）マラソンに参加します。3キロメートルは何メートル（m）ですか。

答え（　　　　メートル）

⑤ さとみさんは、1・8メートル（m）の本棚を2個購入しました。1・8メートルは何センチメートル（cm）ですか。

答え（　　　　センチメートル）

⑥ さとしさんは、海釣りに行き、80センチメートル（cm）のタイを釣りあげました。80センチメートルは何ミリメートル（mm）ですか。

答え（　　　　ミリメートル）

⑦ 英子さんは、500ミリリットル（mL）の牛乳を3本購入しました。合わせて、何リットル（L）ですか。

答え（　　　　リットル）

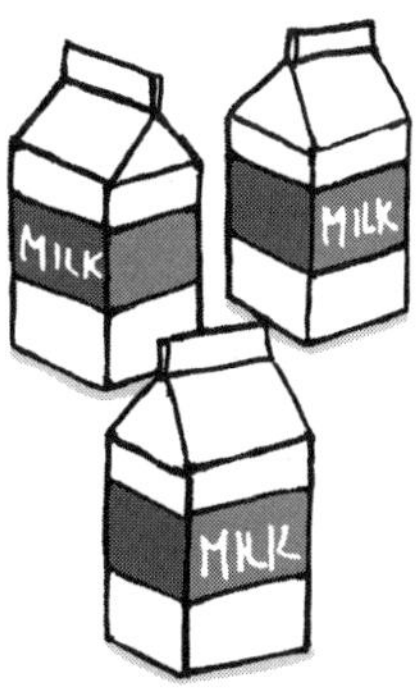

3 地下鉄で孫たちと動物園に行く

1 みち雄さんは、今日は、地下鉄に乗って動物園に大好きなカバの絵を描きに行きました。では、問題に答えてください。

① みち雄さんの趣味は、絵を描くことです。地下鉄の「夕陽が丘」から「動物園」まで行こうと、切符の自動販売機に１００円硬貨３枚入れました。お釣りは10円硬貨３枚でした。では、「動物園」までは料金はいくらでしょう。

答え（　　　　円）

② みち雄さんは、帰りは地下鉄の「動物園」から「夕陽が丘」まで切符を買いました。
今度は、切符の自動販売機に５００円硬貨１枚を入れました。お釣りはいくらでしょう。

答え（　　　　円）

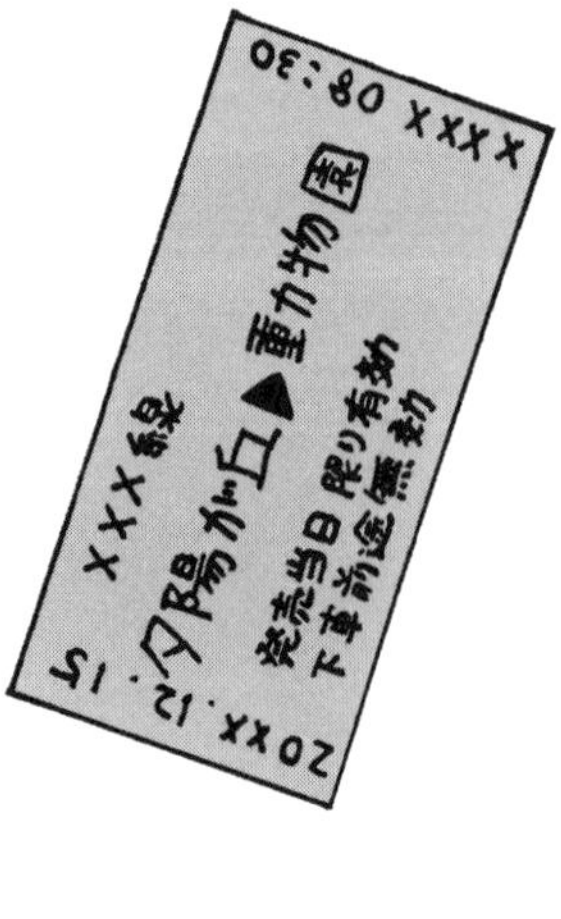

2 みち雄さんは、地下鉄に乗って動物園にライオンやコアラを見に行きました。今日は孫たちもいっしょです。孫は、小学生１人と、幼稚園児１人です。では、問題に答えてください。

① みち雄さんが、孫たちを連れて地下鉄の「夕陽が丘」から「動物園」まで行くにはいくらかかるでしょう。

＊ 地下鉄の料金は、小学生は１３０円（子ども料金）です。幼稚園児は、大人と一緒の場合は大人１人につき、２人まで無料です。

答え（　　　　円）

② みち雄さんは、動物園で孫たちとソフトクリームを食べました。１０００円札を１枚出すと、お釣りは、１６０円でした。では、ソフトクリーム１個の値段はいくらだったでしょう。

答え（　　　　円）

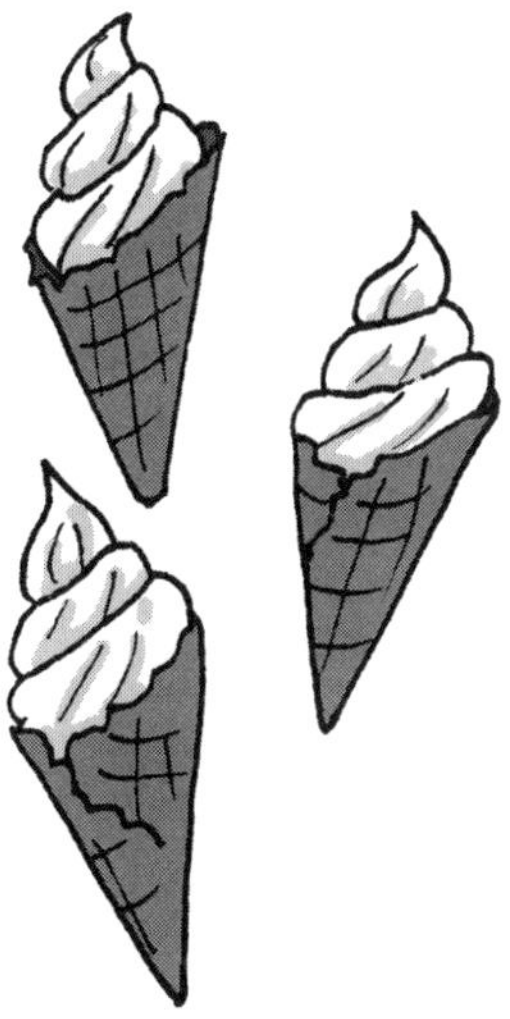

4 道路標識これって何？

交通事故が少なくない昨今、道路標識を改めて確認しておきましょう。道路標識の正しい意味をA～Cの3つの中から選びましょう。

①

A　自転車侵入禁止。
B　自転車通行止め。
C　自転車駐車禁止。

答え（　　　）

②

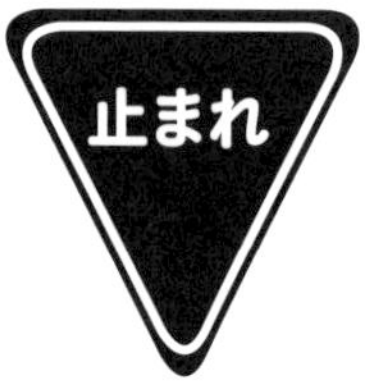

A　不審者確認スポット。
B　止まれる時に止まれば良い。
C　一時停止。

答え（　　　）

③

A　自転車及び歩行者専用通路である。
B　自転車デートスポットである。
C　自転車を販売する店が近くにある。

答え（　　　）

④

A　ここは、歩いて渡らなければならない。
B　横断歩道である。
C　白線を踏んで歩くべき場所である。

答え（　　　）

⑤

A　動物園が近くにあります。
B　動物が飛び出すおそれあり。
C　視界（しかい）が悪いので、注意せよ。

答え（　　　）

◎　**右記以外にも、数多く標識があります。確認をして安心安全な生活を送りましょう。**

5 今、何時？ 時間計算

恵子さんのある日の1日のスケジュールです。何時に何をしていたか、確認してみましょう。アナログの時計を見ながら考えるとよいでしょう。

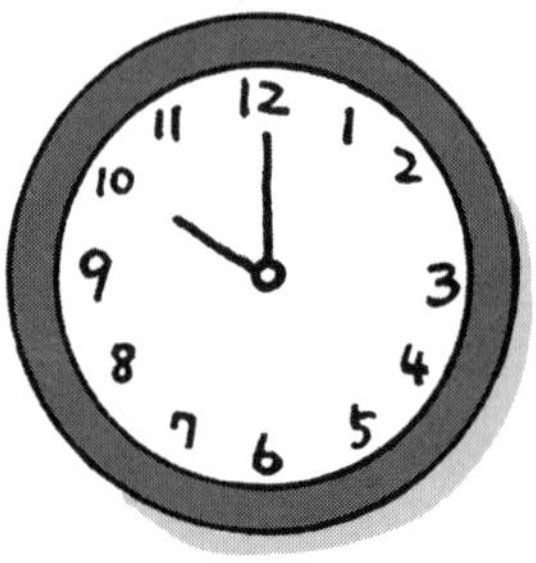

① 現在、午前7時30分です。50分後に町内の公園で清掃活動があります。何時に清掃活動がありますか。

答え（ 午前　　時　　分 ）

② 清掃活動を終えて休憩をしていると、午前10時となりました。1時間40分後に友人の康子さんと昼食を食べにいく約束があります。康子さんとの約束は何時ですか。

答え（ 午前　　時　　分 ）

③ 康子さんとの昼食を終えて、2時間が経ちました。午後3時30分に和夫さんとお茶を飲むことになっています。約束の時間まで、あと45分です。現在の時間は何時ですか。

答え（ 午後　　時　　分 ）

郵便はがき

料金受取人払郵便

名古屋中局
承　認

3000

差出有効期間
2022年1月
15日まで

460-8790

413

名古屋市中区
丸の内三丁目6番27号
（EBSビル8階）

黎明書房 行

購入申込書

●ご注文の書籍はお近くの書店よりお届けいたします。ご希望書店名をご記入の上ご投函ください。（直接小社へご注文の場合は代金引換にてお届けします。2500円未満のご注文の場合は送料800円，2500円以上10000円未満の場合は送料300円がかかります。〔税10％込〕10000円以上は送料無料。）

（書名）	（定価）　円	（部数）　部
（書名）	（定価）　円	（部数）　部

ご氏名　　TEL.

ご住所 〒

ご指定書店名（必ずご記入ください。）	取次・番線印	この欄は書店または小社で記入します。
書店住所		

愛読者カード

―

今後の出版企画の参考にいたしたく存じます。ご記入のうえご投函くださいますようお願いいたします。新刊案内などをお送りいたします。

書名	

1. 本書についてのご感想および出版をご希望される著者とテーマ

※上記のご意見を小社の宣伝物に掲載してもよろしいですか？

□ はい　□ 匿名ならよい　□ いいえ

2. 小社のホームページをご覧になったことはありますか？　□ はい　□ いいえ

※ご記入いただいた個人情報は，ご注文いただいた書籍の配送，お支払い確認等の連絡および当社の刊行物のご案内をお送りするために利用し，その目的以外での利用はいたしません。

ふりがな
ご氏名　　年齢　　歳
ご職業　　（ 男 ・ 女 ）

（〒　　）
ご住所
電　話

ご購入の書店名		ご購読の新聞・雑誌	新聞（　） 雑誌（　）

本書ご購入の動機（番号を○で囲んでください。）

1. 新聞広告を見て（新聞名　）
2. 雑誌広告を見て（雑誌名　）
3. 書評を読んで
4. 人からすすめられて
5. 書店で内容を見て
6. 小社からの案内
7. その他（　）

ご協力ありがとうございました。

④お茶を終えたのは、午後5時10分でした。5分歩いて自宅に帰り、その後イヌの散歩にいきました。20分散歩をして、家に帰ってきました。現在の時間は何時ですか。

答え（　午後　　時　　分　）

⑤散歩後、少し休憩をして、午後6時から70分かけて、夕食を作りました。現在何時ですか。

答え（　午後　　時　　分　）

⑥夕食後、近くに住んでいる孫のケンちゃんから電話があり、旅行のお土産を渡しに行きたいという連絡がありました。現在午後8時35分です。孫はあと25分で恵子さんの家に着くと言いました。ケンちゃんが恵子さんの家に着くのは何時ですか。

答え（　午後　　時　　分　）

⑦孫のケンちゃんと話し、楽しい時間を過ごしました。明日は午前5時30分に起きる予定があるので、6時間40分前には寝ようと思っています。何時に寝ますか。

答え（　午　　時　　分　）

6 食べ物切り方クイズ

食材は用途に合わせた切り方をすると、より美味しくいただくことができます。最初の小口切りの切り方に合った正しい絵と解説を選んでください。包丁の使い方を今一度確認しましょう！

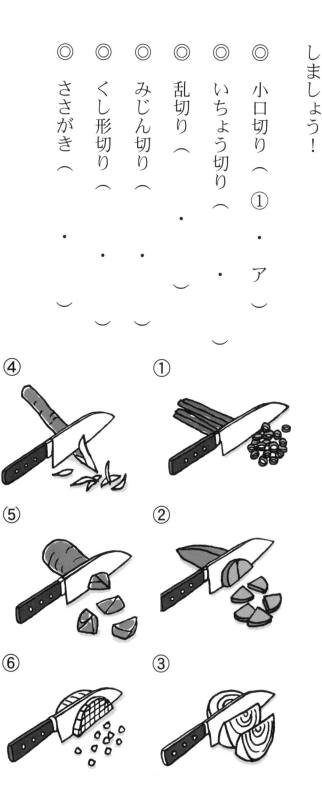

◎ 小口切り（①・ア）
◎ いちょう切り（　・　）
◎ 乱切り（　・　）
◎ みじん切り（　・　）
◎ くし形切り（　・　）
◎ ささがき（　・　）

①

②

③

④

⑤

⑥

【解説】

ア　ねぎなどの細長い食材を端から垂直に切る切り方です。

イ　材料の形を不規則にする切り方です。味がしみ込みやすく、型崩れしにくくなります。

ウ　材料を細かく刻む切り方です。ハンバーグの玉ねぎなどに使用される切り方です。

エ　片方の手で材料を回しながら、包丁を寝かせて鉛筆を削るようにそぎます。きんぴらごぼうなどに用いられます。

オ　筒状の材料をおうぎ形に切る切り方です。縦に四等分してから、端から横に切っていきます。

カ　長円形・球形の材料をくしの形に切る切り方です。トマトやオレンジを切るのによく用いられる切り方です。

◎　**他にも、切り方は色々あります。材料や調理方法によって、効果的な切り方は異なります。用途に合わせた切り方をして、調理を楽しみましょう！**

7　水引クイズ

慶事や弔事に用いる袋に付く水引には、それぞれ意味があります。どのような意味づけがされているか、絵にあう名前と説明をそれぞれ選んでください。絵の下に（名前A～C・説明ア～ウ）を書いてください。

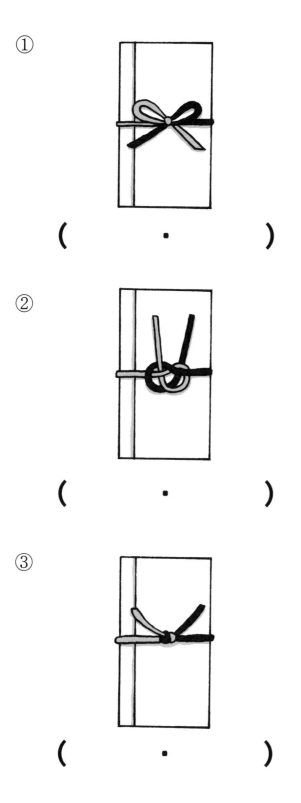

①

（　・　）

②

（　・　）

③

（　・　）

【名前】
A　あわじ（あわび）結び　　B　花結び　　C　結びきり

【説明】
ア　婚礼などのお祝い事やお悔やみなど両方に使われます。お祝い事の時は水引を上向きに結びます。お悔やみの時は水引は下向きに結びます。一度結ぶと解くことできないので、何度も繰り返えして欲しくないという願いを意味しています。
イ　何度繰り返しても良い出産、入学、進学などのお祝い事に使います。法事や婚礼は繰り返して欲しくないことですので、使いません。結び目が解けやすい形です。
ウ　再び繰り返して欲しくないことに使われます。したがって、婚礼などのお祝い事やお悔やみなど両方に使われます。結びきりの一種ですが、左右を引っ張るとさらに結び目がしっかりするという意味があります。

◎一般にお祝いに用いる水引の色は赤白（まれに金銀）、お悔みに用いるのは白黒（関西地方では白・黄色）です。また、藍・銀を組み合わせた水引を使用する地域もあるようです。地域によって差がありますので、その地域の慣例を知っておくと安心です。

8 手紙の基礎知識クイズ

普段、何気なく書いている手紙ですが、改まった手紙のルールを再度確認してみましょう。そして、友人に近況などをお知らせしてはいかがでしょうか。

① 手紙の最初にくる挨拶と結びの挨拶の組み合わせのうち、誤っているものを、A～Eの中から1つ選んでください。(それぞれ　最初の挨拶　↓　結びの挨拶　の順になっています)

A　拝啓　↓　草々　　B　謹啓　↓　敬白　　C　前略　↓　草々

D　拝啓　↓　敬具　　E　拝復　↓　敬具

答え（　　　）

② 次の手紙に関する語句のうち、誤った説明のものを2つ選んでください。

A　追申　　↓手紙の文を一応書き終えたあとでまた書き加えた文のこと。

B　御中　　↓主に個人名につける敬称。○○様の様と同じ意味。

C　時下　→この頃、目下という意味。時下に続けて、挨拶文を添える。
D　ご自愛下さい　→ご自分を大切になさってくださいと、相手を気遣う言葉。
E　親展　→親が手紙を開封してくださいという意味。

答え（　　・　　）

③　手紙には、時候の挨拶を添えると、文章に季節感が出ます。次の語句は、4月ごろ、7月ごろ、10月ごろ、12月ごろの季節の挨拶の一例です。いつの季節ものか、それぞれ答えてください。

A　秋冷《しゅうれい》の候　B　桜花爛漫《おうからんまん》の候　C　師走《しわす》の候　D　酷暑《こくしょ》の候

答え（4月ー　・7月ー　・10月ー　・12月ー　）

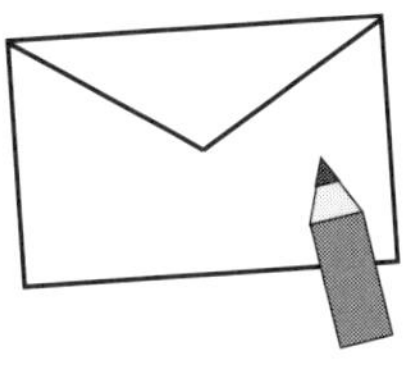

◎　**時候の挨拶は、時候に合わせて、自分自身で考えたもので構いません。素敵な時候の挨拶を考えるのも一興です。四季を感じさせる一文を添えることで、手紙が華やぎます。普通、「拝啓　秋冷の候……」と書きます。時候の挨拶を省略する時は「前略　実は私このたび……」と書きます。**

9 今日は何曜日？ 曜日計算！

ゴミ出しに、お稽古に、お茶会に……。曜日を意識した生活を送ると、日々の生活にメリハリがつきます。日にちを計算してみましょう。次の問題の指す曜日を答えてください。難しければ、下の図やご自宅のカレンダーを見ながら、考えてみましょう。

① 今日は月曜日で、ゴミの日です。おとといはダンスのお稽古でした。では、ダンスのお稽古は、何曜日だったでしょうか。

答え（　　　　曜日　）

② 昨日は、水曜日でした。明後日《あさって》は、何曜日ですか。

答え（　　　　曜日　）

③ 今日は火曜日でした。お茶会がありました。次のお茶会は10日後にあります。では、次のお茶会は何曜日でしょうか。

答え（　　　　曜日　）

④ 明日は、火曜日です。明日の５日後は何曜日ですか。

答え（　　　曜日　）

⑤ 今日は、土曜日です。一昨日の５日後は何曜日ですか。

答え（　　　曜日　）

⑥ 昨日は水曜日で、句会でした。明後日は歌舞伎を見に行きます。では、歌舞伎を見に行く日は何曜日でしょう。

答え（　　　曜日　）

⑦ 今日は、日曜日です。昨日の３日後の明日は、何曜日ですか。

答え（　　　曜日　）

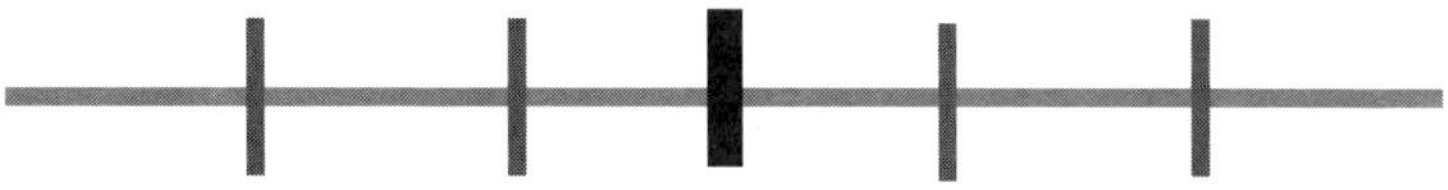
おととい（一昨日）
昨日
今日
明日
あさって（明後日）

⑧ 今日は木曜日で、居間の掃除の日です。明後日には、庭を掃除するつもりです。台所の掃除は、明後日の明後日です。台所を掃除する日は何曜日でしょう。

答え（　　　曜日　）

10 今日は何日？ 日付計算

日にち感覚をきちんと持つことで、より豊かな生活を送ることができます。次の文章を読んで適切な日にちを書いてください。カレンダーを見ながらでもＯＫ！

① 今日は、１月１日です。今年の成人式はその２週間後です。１月何日に行いますか。

答え（　　月　　日）

② 今日は、３月16日で、孫の卒業式です。その21日後に、入学式があります。４月何日に入学式がありますか。

答え（　　月　　日）

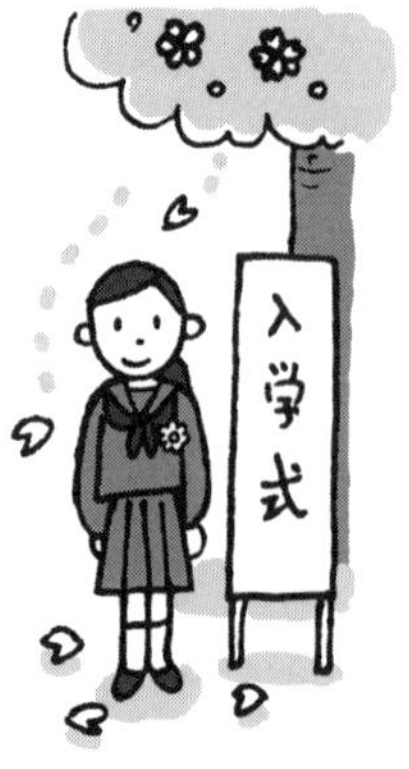

③ 今日は、６月11日です。18日後に、友達と映画を観に行く予定を入れました。６月何日に映画を観に行きますか。

答え（　　月　　日）

④　今日は、８月31日です。孫のケンちゃんの夏休み最終日です。夏休みは41日ありました。何月何日から夏休みだったでしょう。

答え（　　月　　日）

⑤　今日は、９月20日です。16日後に、フラダンスの発表会があります。フラダンスの発表会はいつでしょうか。

答え（　　月　　日）

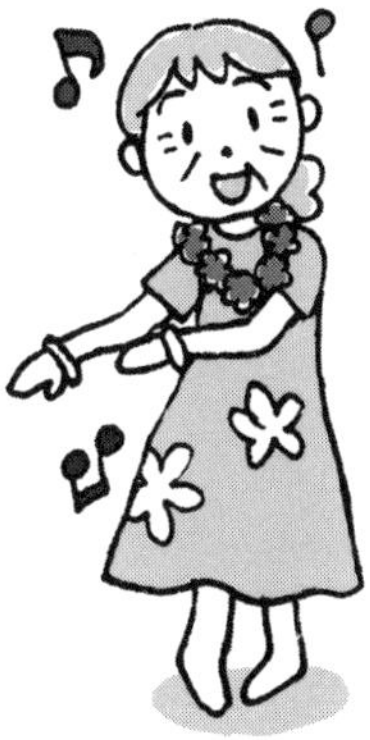

⑥　今日は、10月23日です。３週間前に孫の運動会がありました。何月何日に運動会があったでしょうか。

答え（　　月　　日）

⑦　今日は、12月７日です。25日後は何月何日ですか。

答え（　　月　　日）

◎　１カ月が31日ではない月はいつですか。５つあります。

答え（　・　・　・　・　月）

11 郵便クイズ

頻繁に利用する郵便についてのクイズです。確認してみましょう。

① 私製ハガキで沖縄県の与那国島《よなぐにじま》から北海道の礼文島《れぶんとう》まで送るとき、切手はいくら貼ればよいですか。　＊２０２０年８月１日時点

答え（　　　円）

② 横書きで封筒を出す際、正しい切手の貼る位置はどちらですか。

Ａ　横に置いた際、切手は左端に貼る。

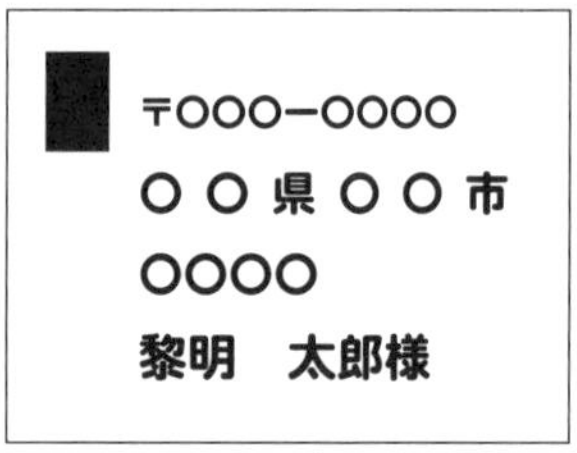

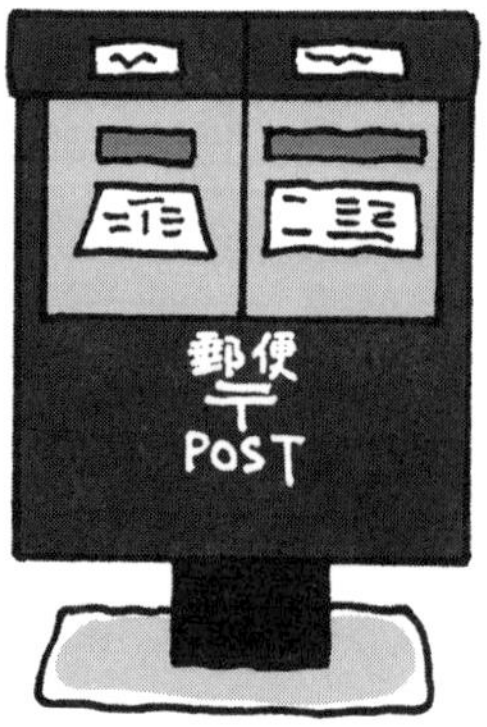

B　横に置いた際、切手は右端に貼る。

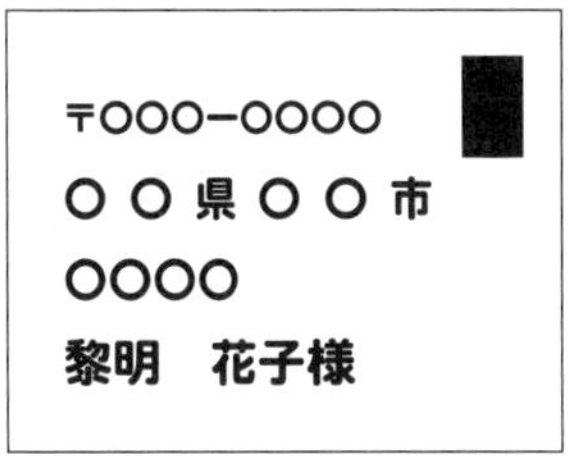

答え（　　　）

③　ハガキは手作りしたものでも所定のサイズ・重さであれば、郵便はがきとして利用することができます。ただし、宛て名面に「郵便はがき」と書かなくてはなりません。次のハガキのうち、郵便はがきとして送れるものは、どれでしょうか。

A　１４センチ×１０・７センチの濃い色紙で作ったはがき

B　１５・４センチ×９センチの手製のはがき

C　１４センチ×１４センチの正方形のはがき

答え（　　　）

12 忘れないように

1　薬は忘れないように

太郎さんは、血圧の薬は朝食と夕食の後に、胃の薬、腸の薬は毎食後、朝・昼・晩と1日3回飲まなくてはなりません。明日からケニアの大自然を見に10日間でかけます。出発する日の朝は、家で食事をし、最後の日は、朝早く空港に着き、家には午前11時頃着きます。では、旅行中どれだけの薬を用意したらよいでしょうか。左の図を参考に考えてください。

答え

血圧の薬（　　　個）
胃の薬（　　　個）
腸の薬（　　　個）

	朝	昼	夜
1日目			
2日目			
3日目			
4日目			
5日目			
6日目			
7日目			
8日目			
9日目			
10日目			

2　へそくりは忘れないように

花子さんは、へそくりが沢山あるのですが、どこに隠したかすぐに忘れてしまいます。今日は、花子さんに代って、へそくりの場所と金額を覚えてください。まずは次の文章をよく読み、次のページの問題に答えてください。

1　花子さんは、10万円を、6段箪笥《だんす》の1番上の2つある引き出しの内の左の引き出しの奥に封筒に入れて隠しました。

2　花子さんは、100万円を、6段箪笥の上から3段目の引き出しの右の奥に箱に入れて隠しました。

3　花子さんは、500万円を、6段箪笥の下から4段目の引き出しの左の奥に袋に入れて隠しました。

4　花子さんは、1000円を、6段箪笥の1番下の引き出しの真ん中の奥にカバンに入れて隠しました。

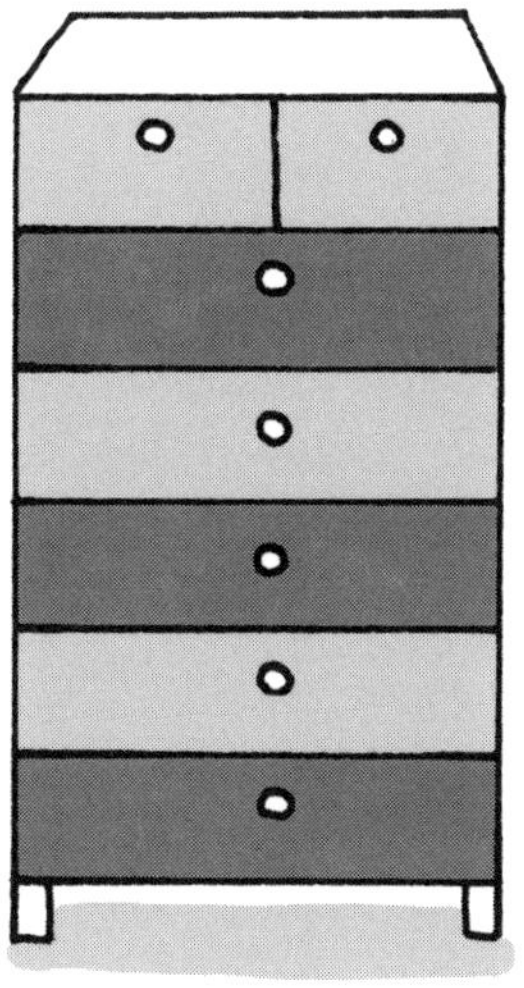

①　花子さんのへそくりは、全部でいくらあるでしょうか？

答え（　　万　　　円）

②　上から3段目の引き出しにはいくら入っているでしょうか？

答え（　　　万円）

③　10万円は、どこの引き出しに入っているでしょうか？

答え（　　　　　　　）

④　カバンと封筒の中に入れたお金は合わせていくらでしょうか？

答え（　　万　　　円）

＊　前のページの問題を見返しながら、考えてもOK！

13 ワールド通貨クイズ

世界各国では、いろいろな通貨が使われており、ニュースなどでも耳にすることが少なくはないと思います。また、実際に海外で使われた方もあることと思います。では、どの国でどんな通貨が使われているか、（　）の中から、正しいものを選んでみましょう。

①アメリカ　**答え（　　　　　）**
②中国　**答え（　　　　　）**
③韓国　**答え（　　　　　）**
④ドイツ　**答え（　　　　　）**
⑤イギリス　**答え（　　　　　）**
⑥タイ　**答え（　　　　　）**
⑦ベトナム　**答え（　　　　　）**

（ユーロ、元、ドル、ウォン、バーツ、ポンド、ドン）

1

1 ①両 ②杯 ③局 ④枚

2 ①鉢《はち》 ②棹《さお》 ③丁 ④句 ⑤脚 ⑥羽 ⑦玉

2

①5000 ②1・5 ③3200 ④30000 ⑤180 ⑥800 ⑦1・5

3

1 ①270円 ②230円

2 ①400円 ②280円

4

①B ②C ③A ④B ⑤B

5

①午前8時20分 ②午前11時40分 ③午後2時45分 ④午後5時35分 ⑤午後7時10分 ⑥午後9時 ⑦午後10時50分

6

◎いちょう切り（②・オ） ◎乱切り（⑤・イ） ◎みじん切り（⑥・ウ） ◎くし形切り（③・カ） ◎ささがき（④・エ）

生活力向上編の答え

7　①B・イ　②A・ウ　③C・ア

8　①A　②B（御中は官庁・会社・団体の後につける敬称）・E（親展は宛名に書かれている人物本人が封筒を開けて手紙を読んでくださいという意味）
③　4月―B　7月―D　10月―A　12月―C

9　①土　②土　③金　④日　⑤火　⑥土　⑦水　⑧月

10　①1月15日　②4月6日　③6月29日　④7月21日　⑤10月6日　⑥10月2日
⑦1月1日　◎2・4・6・9・11月　＊「西《24》向《6》く士《11》（ニシムクサムライ）」と覚えます。

11　①63円　②B　③B

12
1　血圧の薬（18個）　胃の薬（27個）　腸の薬（27個）　＊でも、何か起こるかわかりませんので薬は多目に持っていきましょう。
2　①６１０万円１０００円　②６００万円　③一番上の左の引き出し
④10万１０００円

13　①ドル　②元　③ウォン　④ユーロ　⑤ポンド　⑥バーツ　⑦ドン

カミレク② 今日のラッキーナンバーは?

アミダクジです。横線を3本書き足して、A〜Eの好きなところから、占ってみましょう。選んだ線の先が、今日のラッキーナンバーかも……?

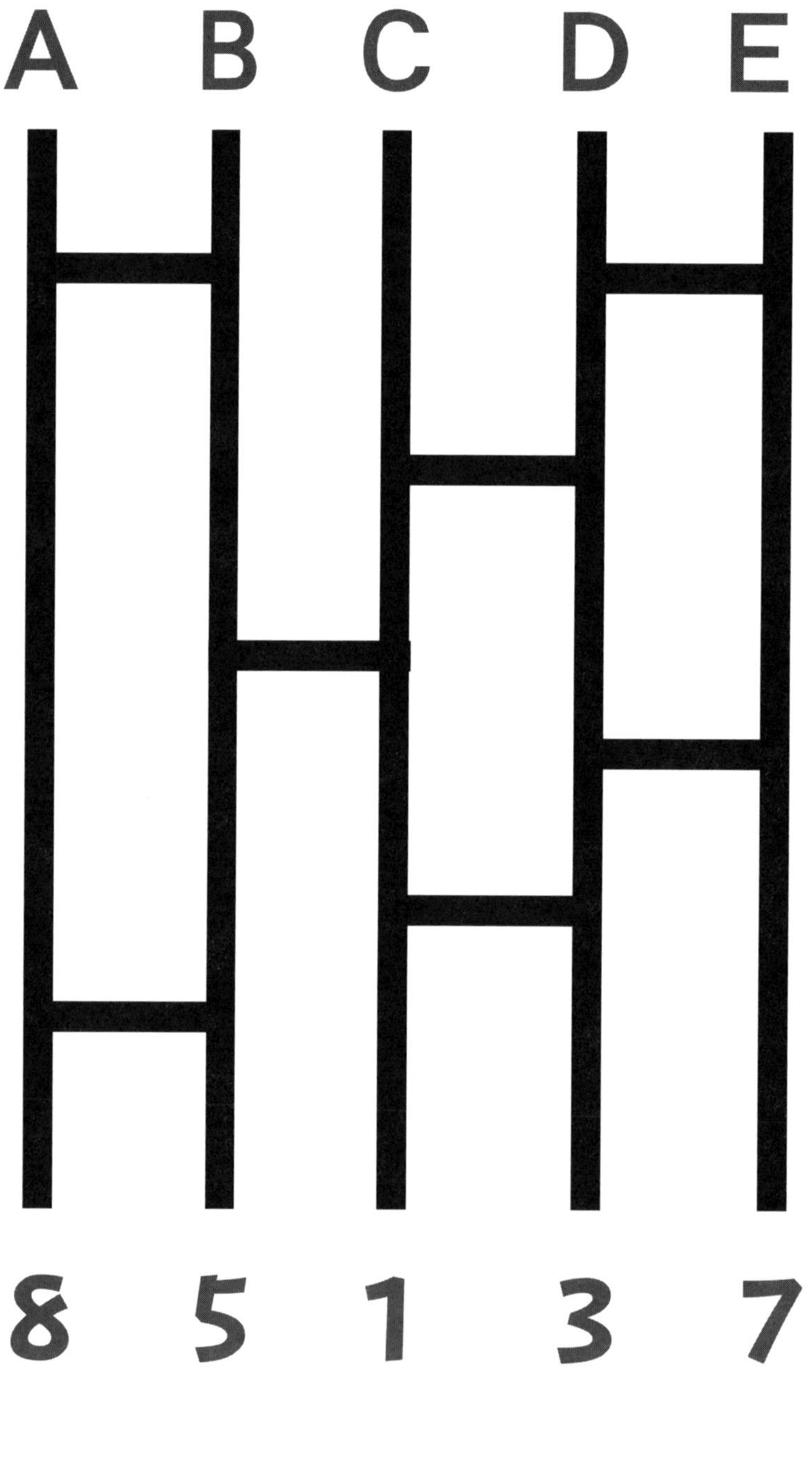

記憶力向上編

記憶力向上編のポイント

● 記憶力向上編は、1ページ目の文章を読み、次のページにある、内容に沿った問題に答えるという脳トレです。最初のページをしっかりと読んで覚えましょう。

● 覚える際には、自分なりの語呂合わせやストーリーをつくると、効率良く覚えられます。

● 脳は意識して動かすだけで、鍛えることができます。できても、できなくても大いに笑ってください。笑うこともまた健康に良いです。

1 道をたずねる①

まず、次の文章をきちっと読んでください。

中村さんは、歯医者へ行こうと駅から歩き出しましたが、道に迷ってしまいました。そこで、交番で道順をたずねました。お巡りさんは、次のように教えてくれました。
「そこの信号を越えて真っ直ぐ行くと、また信号がありますから、渡って左に曲がってください。しばらく行くとコンビニがありますから、そこを右に曲がってください。しばらく行くとポストがありますから、そこを右に曲がってください。しばらく行くと右に歯医者さんがあります。お気をつけて。」
中村さんは、お巡りさんのおかげで無事、目的地に着きました。

では、これを読んだら、次のページの問題に答えてください。

前のページの内容を思い出しながら、答えてください。①～⑤は、イエスの場合は○、ノーの場合は×をつけてください。

① 曲がる所に、コンビニはありましたか？ **答え（　　　　）**

② 曲がる所に、花屋さんはありましたか？ **答え（　　　　）**

③ 曲がる所に、ポストはありましたか？ **答え（　　　　）**

④ 中村さんは、右に曲がりましたか？ **答え（　　　　）**

⑤ 中村さんは、左に曲がりましたか？ **答え（　　　　）**

⑥ 中村さんは、何回曲がりましたか？ **答え（　　　　回）**

⑦ 中村さんの目的地はどこでしたか？ **答え（　　　　　）**

2 注文の長い料理店（昼食編）

みんなで食堂に昼食をとりに来ました。みんなの頼んだものを覚えて、次のページの質問に答えてください。

①冷やし山菜《さんさい》とろろそば定食

②チャーハンプラス冷やし中華そば定食

③ゴマソース和《あ》え大根サラダ付きロースハムカツ定食

④特盛海鮮丼《とくもりかいせんどん》と季節の天ぷら盛り合わせもみじおろし添《ぞ》え

⑤旬《しゅん》のお刺身4種盛りと魚の煮つけ御膳《ごぜん》

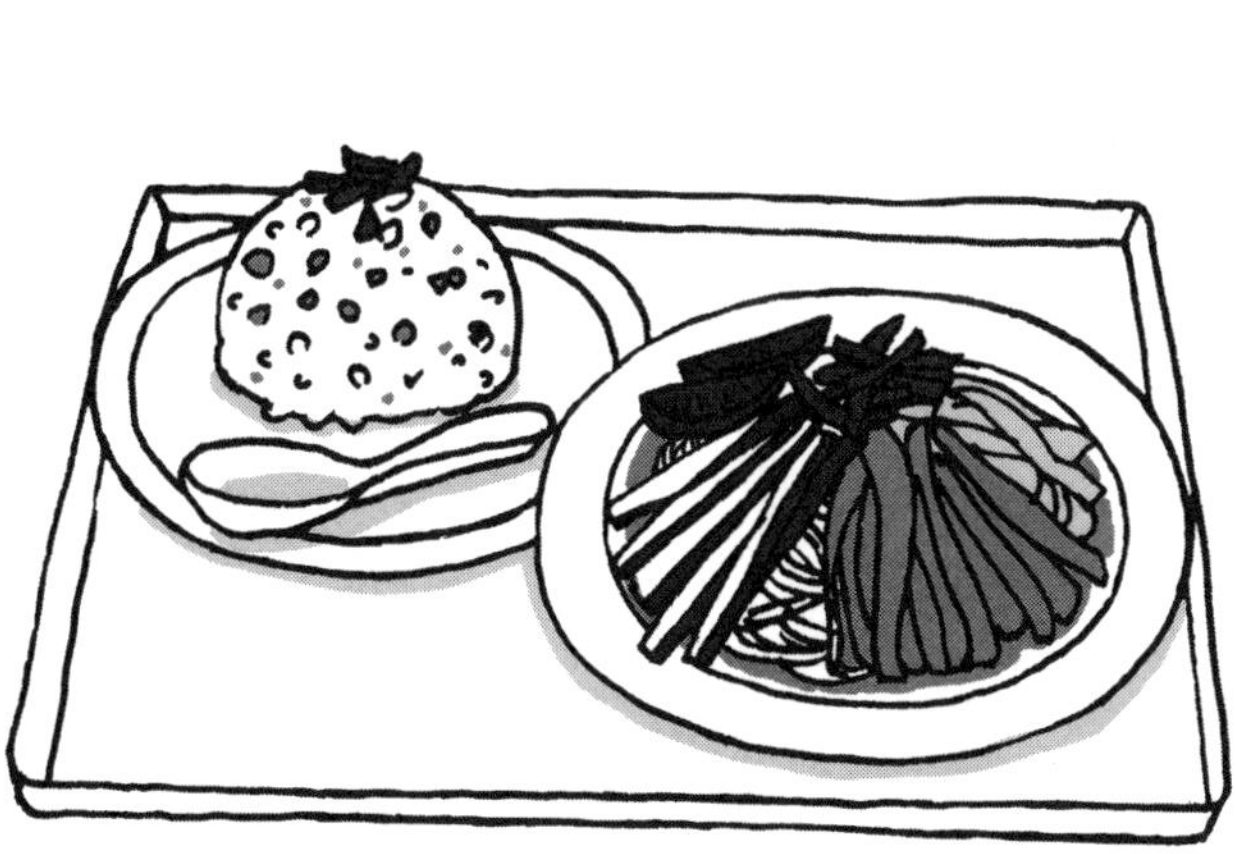

みんなが注文した料理を書き出してください。うろ覚えでもとにかく書いて笑いましょう。何度見なおしてもＯＫ！

①（　　　　　　　　）

②（　　　　　　　　）

③（　　　　　　　　）

④（　　　　　　　　）

⑤（　　　　　　　　）

3 文学作品を楽しもう

1 次の文章は、有名な文学作品の書き出しの部分です。①のように書き出しと、作者と、作品名を線でつないでください。1の問題がすんだら、次のページを開いてください。

①「廻《まわ》れば大門《おおもん》の見返り柳いと長けれど、」・	・夏目漱石《なつめそうせき》・	・『ごん狐《ぎつね》』
②「吾輩《わがはい》は猫である。名前はまだない。」・	・太宰《だざい》　治《おさむ》・	・『風《かぜ》の又三郎《またさぶろう》』
③「谷川の岸に小さな学校がありました。」・	・新美南吉《にいみなんきち》・	・『たけくらべ』
④「メロスは激怒した。」・	・宮沢賢治《みやざわけんじ》・	・『吾輩は猫である』
⑤「これは、私が小さいときに、村の茂平《もへい》というおじいさんからきいたお話です。」・	・樋口一葉《ひぐちいちよう》・	・『走れメロス』

2 前のページの文学作品の書き出しを思い出しながら□の中に文字を埋めてください。1文字です。

① 廻れば大□の見返り□いと□けれど、（樋口一葉作『たけくらべ』）

② 吾輩は□である。□前は□だ□い。（夏目漱石作『吾輩は猫である』）

③ □川の□に□さな学□が□り□した。（宮沢賢治作『風の又三郎』）

④ □ロ□は激□した。（太宰治作『走れメロス』）

⑤ これは、□が□さいときに、□の茂□というお□いさんから□いたお□です。（新美南吉作『ごん狐』）

4 道をたずねる ②

まず、次の文章をきちっと読んでください。

鈴木さんは、映画館へ行こうと最寄りのバス停から歩き出しましたが、道に迷ってしまいました。そこで、道で歩いている男の人に道順をたずねました。男の人は、次のように教えてくれました。
「目の前の信号を渡って、右に曲がり、そのまま真っ直ぐ進み、3つ目の信号を左に曲がってください。しばらく行くと、図書館がありますから、そこを通り過ぎてすぐの信号を右に曲がってください。しばらく行くと、喫茶店がありますから、そこで左に曲がってください。曲がったその先の左に映画館があります。お気をつけて。」
鈴木さんは、男の人のおかげで無事、目的地に着きました。

では、これを読んだら、次のページの問題に答えてください。

前のページの内容を思い出しながら、答えてください。①〜⑤は、イエスの場合は○、ノーの場合は×をつけてください。

① 曲がる所に、図書館はありましたか？ **答え（　　）**

② 曲がる所に、スーパーマーケットはありましたか？ **答え（　　）**

③ 曲がる所に、喫茶店はありましたか？ **答え（　　）**

④ 鈴木さんは、右に曲がりましたか？ **答え（　　）**

⑤ 鈴木さんは、左に曲がりましたか？ **答え（　　）**

⑥ 鈴木さんはどこから歩きだしましたか？ **答え（　　　　　）**

⑦ 鈴木さんの目的地はどこでしたか？ **答え（　　　　　）**

5 注文の長い料理店（フランス料理編）

みんなでフランス料理を食べにいきました。みんなの注文した①〜⑤の料理を覚えて、次のページの質問に答えてください。

① ポワロー・ヴィネグレット

② アッシ・パルモンティエ

③ ブフ・ブルギニヨン

④ コンコンブル・ア・ラ・クレーム

⑤ トルヌードステーキロッシーニ風

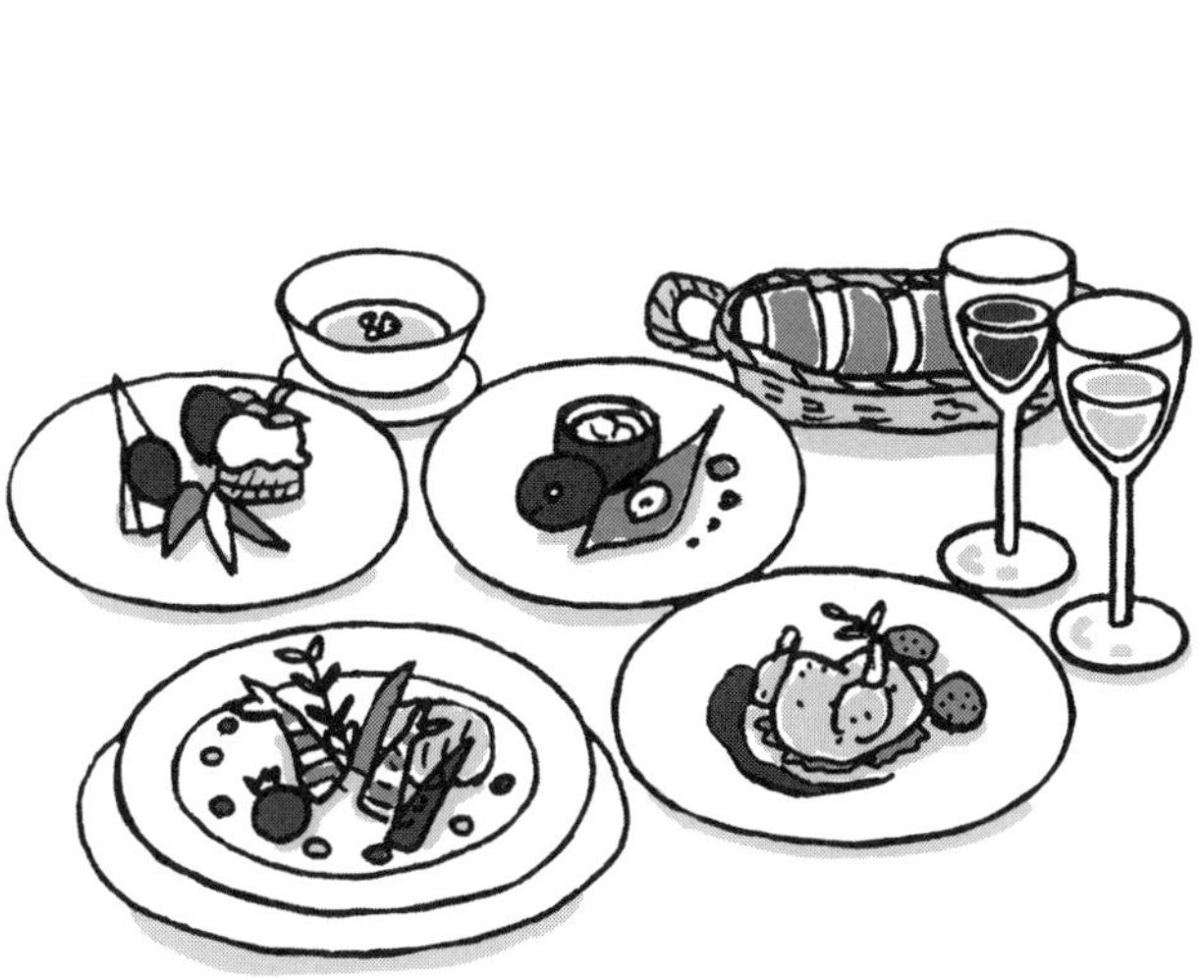

前のページで覚えた、みんなが注文した料理をそれぞれ書き出してください。書けても書けなくても笑って楽しみましょう。何度見なおしてもＯＫ！

①（　　　　　　　　）

②（　　　　　　　　）

③（　　　　　　　　）

④（　　　　　　　　）

⑤（　　　　　　　　）

6 会話を覚えて楽しもう

たかしさんとかおりさんがコーヒーを飲みながら会話を楽しんでいます。2人の会話をのぞいてみましょう。2人の会話を読んだら、次のページの問題に答えてください。

たかし「かおりさんのご趣味はなんですか。」
かおり「海外旅行です。年に4、5回まいります。」
たかし「最近行った所で一番良かった所はどこですか。」
かおり「インドのタージ・マハルですわ。白亜の大理石で出来ていて、とっても美しくて思わず見とれました。じゃあ、たかしさんのご趣味は。」
たかし「僕も旅行です。もっぱら国内ですが。この前行った姫路城はすごかった。白く輝く天守閣は名前の通り白鷺のようでした。」
かおり「きれいなんですってね。よろしければ、今度ご一緒していただけませんか。」
たかし「喜んで！　早速、旅の計画を立てます。」
かおり「楽しみだわ。」

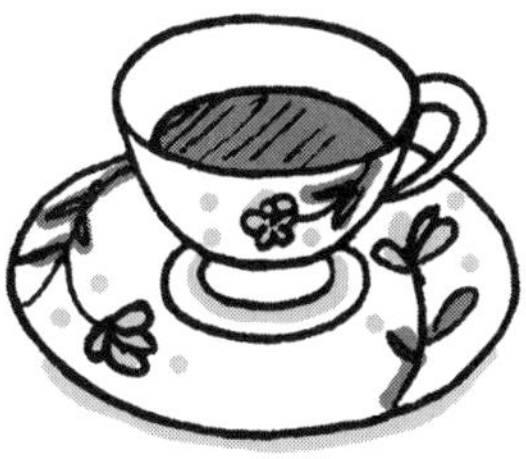

前のページのたかしさんとかおりさんの2人の会話を思い出して、答えてください。

① かおりさんの趣味は何ですか。（　）の中から選んでください。
（　国内旅行　　海外旅行　　水彩画　）

答え（　　　　**）**

② たかしさんの趣味は何ですか。（　）の中から選んでください。
（　国内旅行　海外旅行　ボーリング　）

答え（　　　　**）**

③ かおりさんが最近行った所で一番良かった所は、どこですか。

答え　（　　　　**）**

④ たかしさんが最近行った所で良かった所はどこでしょうか。

答え（　　　　**）**

⑤ かおりさんとたかしさんは、ある約束をしましたが、どんな約束をしましたか。

答え（　　　　**）**

カミレク③　楽しいジュークボックス！

紙上ジュークボックスです。現在の気分に合わせて、選択してみてください。よろしければ、たどりついた曲を聴いて楽しんでみてください。

6 聴きたい気分なのは… **爽やかな曲→Fへ** **ムーディな曲→Gへ**	3 聴きたい歌声は… **男性→Aへ** **女性→Bへ**	**スタート** 聴きたい気分なのは… **あかるく→1へ** **しみじみと→2へ**
7 聴きたい気分なのは… **感動→Hへ** **壮快→Iへ**	4 聴きたい気分なのは…… **邦楽→Cへ** **洋楽→Dへ**	1 「幸せ」をテーマにしたものが聴きたい。 **YES→3へ** **NO→4へ**
	5 デュエット曲が聴きたい。 **YES→6へ** **NO→Eへ**	2 恋愛ソングが聴きたい。 **YES→5へ** **NO→7へ**

A→　坂本九「上を向いて歩こう」
B→　水前寺清子「365歩のマーチ」
C→　小林旭「東京自動車ショー歌」
D→　ビートルズ「イエロー・サブマリン」
E→　いしだあゆみ「ブルーライト・ヨコハマ」
F→　藤山一郎・奈良光枝「青い山脈」
G→　石原裕次郎・牧村旬子「銀座の恋の物語」
H→　美空ひばり「川の流れのように」
I→　三橋美智也「怪傑ハリマオの歌」

1

①○　②×　③○　④○　⑤○　⑥3回　⑦歯医者

2

①冷やし山菜とろろそば定食　②チャーハンプラス冷やし中華そば定食
③ゴマソース和え大根サラダ付きロースハムカツ定食　④特盛海鮮丼と季節の天ぷら盛り合わせもみじおろし添え　⑤旬のお刺身4種盛りと魚の煮つけ御膳《ごぜん》

3

1

①「廻れば大門の見返り柳いと長けれど、」 ― 樋口一葉 ― 『たけくらべ』

②「吾輩は猫である。名前はまだない。」 ― 夏目漱石 ― 『吾輩は猫である』

③「谷川の岸に小さな学校がありました。」 ― 宮沢賢治 ― 『風の又三郎』

④「メロスは激怒した。」 ― 太宰　治 ― 『走れメロス』

⑤「これは、私が小さいときに、村の茂平というおじいさんからきいたお話です。」 ― 新美南吉 ― 『ごん狐』

2
①廻れば大（門）の見返り（柳）いと（長）けれど、
②吾輩は（猫）である。（名）前は（ま）だ（な）い。
③（谷）川の（岸）に（小）さな学（校）が（あ）り（ま）した。
④（メ）ロ（ス）は激（怒）した。
⑤これは（私）が（小）さいときに、（村）の茂（平）というお（じ）いさんから（き）いたお（話）です。

4
①×　②×　③○　④○　⑤○　⑥（最寄りの）バス停　⑦映画館

5
①ポワロー・ヴィネグレット　②アッシ・パルモンティエ
③ブフ・ブルギニヨン　④コンコンブル・ア・ラ・クレーム
⑤トルヌードステーキロッシーニ風

6
①海外旅行　②国内旅行　③（インドの）タージ・マハル
④姫路城　⑤一緒に姫路城へ行くこと。

＊
ひらめきクイズ答え―牛（うし）　Aをひっくり返すと、角《つの》が2つある形∀になります。

●編者紹介

脳トレーニング研究会

知的好奇心を満たし，知的教養を高めるクイズ，脳トレーニング効果のある楽しいクイズを日夜，研究・開発している研究会。

おもな著書

『コピーして使えるシニアの学習クイズ・とんちクイズ 37』
『コピーして使えるシニアの漢字で脳トレーニング』
『コピーして使えるシニアの脳トレーニング遊び』
『コピーして使えるシニアのクイズ絵＆言葉遊び・記憶遊び』
『コピーして使えるシニアの語彙力＆言葉遊び・漢字クイズ』
『コピーして使えるシニアの漢字トレーニングクイズ』
『コピーして使えるシニアの漢字なぞなぞ＆クイズ』
『コピーして使えるシニアの漢字楽楽トレーニング』
『コピーして使えるシニアの漢字パズル＆脳トレ遊び』
『バラエティクイズ＆ぬり絵で脳トレーニング』
『シニアのための記憶力遊び＆とんち・言葉クイズ』
『シニアのための記憶力遊び＆脳トレクイズ』
『シニアのための笑ってできる生活力向上クイズ＆脳トレ遊び』
『シニアが毎日楽しくできる週間脳トレ遊び―癒やしのマンダラ付き―』
『シニアの面白脳トレーニング 222』
『クイズで覚える日本の二十四節気＆七十二候』
『クイズで覚える難読漢字＆漢字を楽しむ一筆メール』
『孫子の兵法で脳トレーニング』

イラスト：わたいしおり

新装版《しんそうばん》
シニアの脳《のう》を鍛《きた》える教養《きょうよう》アップクイズ＆生活力《せいかつりょく》・記憶力向上遊《きおくりょくこうじょうあそ》び

2020年9月1日　　初版発行

編　　者　脳《のう》トレーニング研究会《けんきゅうかい》
発 行 者　武　馬　久　仁　裕
印　　刷　株 式 会 社 太 洋 社
製　　本　株 式 会 社 太 洋 社

発行所　株式会社　黎《れい》明《めい》書《しょ》房《ぼう》

〒460-0002　名古屋市中区丸の内3-6-27　EBS ビル
☎ 052-962-3045　FAX052-951-9065　振替・00880-1-59001
〒101-0047　東京連絡所・千代田区内神田1-4-9 松苗ビル４階
☎ 03-3268-3470

落丁・乱丁本はお取替します。　ISBN978-4-654-05983-6